Jörg Blech

Heillose Medizin

Fragwürdige Therapien und
wie Sie sich davor schützen können

S. Fischer

© S. Fischer Verlag GmbH, Frankfurt am Main 2005
Alle Rechte vorbehalten
Satz: H & G Herstellung, Hamburg
Druck und Bindung: Clausen & Bosse, Leck
Printed in Germany
ISBN: 3-10-004413-4

für Anke

Es kann ja dem Ansehen der Medizin nur nützen, wenn man sieht, dass sie ihre eigenen Fehler zu erkennen und zu verbessern trachtet und nicht so lange fortwurstelt, bis ihre Rückständigkeit auch von außen auffällt.

Eugen Bleuler

Inhalt

Vorwort: Ihre Gesundheit 11
Kapitel 1: **Die dunkle Seite der Medizin** 13
Kapitel 2: **Torheiten und Trugschlüsse** 31
Kapitel 3: **Viel hilft nicht viel** 51
Kapitel 4: **Die Arztpraxis wird zum Supermarkt** 71
Kapitel 5: **Im Land der Pillenschlucker** 87
Kapitel 6: **Früh erkannt, aber nicht gebannt** 110
Kapitel 7: **Zweifel um Chemotherapie** 124
Kapitel 8: **Mythen der Orthopädie** 137
Kapitel 9: **Messer im Rücken** 150
Kapitel 10: **Technik, die zu Herzen geht** 169
Kapitel 11: **Der Schein der Chirurgie** 186
Kapitel 12: **Wissen ist die beste Medizin** 205

Anmerkungen 215
Glossar 229
Adressen im Internet 230
Fragenkatalog für Operationen 232
Danksagung 234
Register 236

Vorwort
Ihre Gesundheit

Je schlechter Menschen informiert sind, desto häufiger werden sie medizinisch behandelt. Ich wurde von Ärzten auf dieses Phänomen aufmerksam gemacht. In Gesprächen, Briefen und vertraulichen Hinweisen klärten sie mich über das Ausmaß der Übertherapie auf. Systematisch werden Menschen medizinischen Prozeduren ausgesetzt, die ihnen keinen Nutzen bringen. Jeder, der diese Zeilen liest, hat seine Erfahrung mit überflüssigen Behandlungen gemacht oder wird sie machen.

Meine Ausführungen dürfen nicht darüber hinwegtäuschen, dass mir die vielen Segnungen der Medizin wohl bekannt sind und ich sie für mich in Anspruch nehmen möchte. Aber es wäre niemandem geholfen, das Schlechte in der Medizin nur deshalb zu übergehen, weil sie viel Gutes bietet. Die Arbeiten und Ergebnisse, die ich in diesem Buch vorstelle, stammen zumeist von Ärzten selbst. Ich teile Ihr Anliegen, dass die Medizin nur dann besser wird, wenn sie ihre Fehler überwindet. Ein realistischer Blick auf die Heilkunde ist überdies ein Rezept gegen zu hohe Erwartungen. In vielen Fällen kann der Einzelne mehr für

Ihre Gesundheit

seine Gesundheit tun, als die moderne Medizin bieten kann.

Die Alterung der Gesellschaft wird uns unweigerlich zu einem sorgfältigen Umgang mit den Ressourcen der Medizin zwingen. Keine Bevölkerungsgruppe in Deutschland wächst so schnell wie die der 100-Jährigen. Im Jahr 2050 wird ein Drittel der Bevölkerung 60 Jahre oder älter sein. Diese Entwicklung birgt eine gewaltige Chance: die medizinische Behandlung des Einzelnen zu verbessern. Das Überflüssige, das Sinnlose, das Verschwenderische in der Medizin werden wir uns nicht mehr leisten können und nicht mehr leisten wollen. Verteilungskämpfe um Tabletten und Therapien müssen nicht sein. Das ist die gute Botschaft dieses Buches: Je besser Menschen informiert sind, desto seltener werden sie medizinisch behandelt.

Hamburg, Juli 2005
Jörg Blech

Kapitel 1
Die dunkle Seite der Medizin

Viele Heilversuche bringen gar keinen Nutzen

Mit einer Laserkanone feuert der Arzt Dierk Maass auf schlagende Herzen, jeweils zwanzig bis dreißig Löcher. Weiße Rauchwölkchen steigen aus dem Brustkorb des Patienten. Um die Wunden zu verschließen, legt der Professor bloß den Finger auf die Einschussstellen. Die Laserlöcher sollen im Inneren des Pumporgans kleinste Blutgefäße sprießen lassen und das malade Herz mit frischem Sauerstoff versorgen.

Der Erfolg sei »ganz eindeutig«, verkündete Maass, Chef des Herzzentrums im schweizerischen Kreuzlingen, vor einem Jahrzehnt. Von den Behandelten seien 90 Prozent »ganz beschwerdefrei oder zumindest wesentlich gebessert«.[1] Damals hatte Maass sich als Pionier der spektakulären Operation zu erkennen gegeben. Der aus Hildesheim stammende Herzchirurg wurde auf einem Kongress in Paris mit stehenden Ovationen gefeiert.

Hunderttausende von Patienten schöpften neue Hoffnung, die Fachwelt war elektrisiert. Die so genannte Trans-

Die dunkle Seite der Medizin

myocardiale Laser-Revascularisation (TMLR) eroberte die Herzen auch deutscher Ärzte im Sturm. In Marburg, Lübeck, Hamburg, Völklingen, Berlin und Freiburg wurden die Geräte für etwa 1,2 Millionen Mark pro Stück angeschafft. Eifrig brannten die Doktoren und Professoren Löcher in kranke Herzen. Nur Lieferschwierigkeiten des Geräteherstellers konnten die Verbreitung der TMLR vorübergehend bremsen.

Doch eines Tages erschien in der englischen Fachzeitschrift *Lancet* ein Aufsatz über den rauchenden Herzlaser. In einer klinischen Studie hatten die Engländer 188 herzkranke Testpersonen in zwei Gruppen unterteilt. Der einen Hälfte ließen die Ärzte die TMLR und die herkömmliche Medikamententherapie angedeihen; die andere Hälfte behandelten sie nur mit Medikamenten. Und so erging es den Probanden nach zwölf Monaten: Weder im Belastungs-EKG noch bei einem Lauftest ergab sich ein Vorteil für das Lasergeschütz. Im Gegenteil, es traten schlimme Nebenwirkungen auf: Fünf Prozent der Menschen waren unter dem Laser-Beschuss oder sofort danach gestorben; insgesamt überlebten nur 89 Prozent der Gelaserten das erste Jahr. Den Patienten der Kontrollgruppe erging es da besser: Von ihnen waren nach einem Jahr noch 96 Prozent am Leben. Das Fazit der 1999 veröffentlichten Studie war eindeutig: »Die Anwendung des TMLR-Verfahrens kann nicht befürwortet werden.«[2]

Neue Blutgefäße, das offenbarten überdies Untersuchungen von behandelten Herzen, waren durch den Beschuss gar nicht entstanden – sie hatten nur im Wunschdenken der Laserchirurgen existiert. Vielen deutschen Krankenhäusern bescherten die TMLR-Apparaturen nun-

Viele Heilversuche bringen gar keinen Nutzen

mehr ein Sondermüllproblem, berichtet Axel Laczkovics, Direktor der Herz-Thorax-Chirurgie der Klinik Bergmannsheil in Bochum: »Heute stehen die teuren Geräte in den Kellern der Kliniken, weil sie nicht einfach entsorgt werden können. Gebraucht werden sie schon lange nicht mehr.« Gleichwohl wird mit dem Laser in manchen Operationssälen nach wie vor auf ahnungslose Herzkranke gezielt. Das Herzzentrum zu Kreuzlingen bietet die TMLR ebenfalls weiterhin an. Das Verfahren wird Privatpatienten dort als »neue Hoffnung« verkauft.[3]

Überflüssige Behandlungen sind die dunkle Seite der Medizin. Da kommen kranke Menschen und begeben sich in die Obhut der modernen Heilkunde. Sie sehen die blütenweißen Kittel, die bunten Pillen und die blitzenden Bestecke. Was jedoch erhalten sie im Austausch für ihr Vertrauen? Zwanzig bis vierzig Prozent aller Patienten, heißt es in der weltweit renommiertesten Zeitschrift *New England Journal of Medicine*, werden medizinischen Prozeduren ausgesetzt, die ihnen keinen oder keinen nennenswerten Nutzen bringen.[4]

Es geht nicht um Pannen, nicht um das auf der falschen Körperseite amputierte Bein, nicht um die im Bauchraum liegen gelassene Klammer. Es geht um Heilversuche, von denen schon vorher klar ist, dass sie sinnlos und abträglich sind. Es geht um Schwindel im System.

Verspüren Sie nicht auch zuweilen ein Zwicken und Stechen im Knie? Die verschleißbedingte Kniearthrose ist ein Volksleiden, Hunderttausende von Bundesbürgern werden deswegen jedes Jahr operiert. Kniegelenke werden umspült, Knorpel geraspelt. »Ich bin sowohl Arzt als auch Patient«, erklärt Willam Tipton, führendes Mitglied der Amerikanischen Akademie der orthopädischen Chirurgen: »Mein Knie ist verbeult, aber ich werde keine Arthroskopie machen lassen. Ich weiß ja, dass sie nichts bringt.«[5]

Bei allem Guten, was die Medizin uns bietet – allzu viele Therapien sind Lug und Schein. Diese Geschichte soll hier erzählt werden. Sie handelt von Diagnosen, Arzneimittelgaben und chirurgischen Eingriffen, die gar keine medizinischen Notwendigkeiten sind. Sie beruhen vielmehr auf Irrtümern, Trugschlüssen – und finanziellen Interessen.

Im Zuge »der totalen Vermarktung unseres Gesundheitssystems«, so warnte das *Deutsche Ärzteblatt* schon vor Jahren, entwickelten Ärzte sich zu »Heiltechnikern und/oder zu Unternehmern und Kaufleuten«.[6] Ihr Tun wird angetrieben von einem beinahe schon pathologischen Irrglauben, man könne erkrankte Menschen wieder herrichten wie zerbeulte Autos. »Das System ist technisch-apparativ ausgerichtet«, sagt Marcus Schiltenwolf, Professor für Orthopädie der Universität Heidelberg. »aber der Mensch ist weder technisch noch apparativ ausgerichtet.«

Vieles von dem, was im milliardenschweren Reparaturbetrieb getan wird, erweist sich als fauler Zauber. Etliche Studien, darunter eine der amerikanischen Behörde für Technikbewertung, haben erkannt: Nur etwa 20 Prozent der gebräuchlichen Heilmittel besitzen eine abgesicherte Wirkung.[7] »Die klinische Medizin«, war im führenden Fachblatt *Lancet* zu lesen, »scheint aus einigen Dingen zu bestehen, die wir wissen, und aus einigen Dingen, die wir zu wissen glauben (aber es vermutlich nicht tun) und vielen Dingen, die wir überhaupt nicht wissen.«[8]

Die meisten Therapien werden nur deshalb angewandt, weil Ärzte an sie *glauben*.

Viele Heilversuche bringen gar keinen Nutzen

Ein traditionelles Einfallstor für sinnlose Prozeduren ist die Chirurgie. Das Schneiden und Sägen an Fleisch und Knochen sei wissenschaftlich schlecht begründet, berichten Chirurgen der Universitätsklinik Heidelberg im *Deutschen Ärzteblatt*: »Derzeit sind für weniger als 15 Prozent aller Fragen in der Chirurgie Daten aus randomisierten kontrollierten Studien* verfügbar.«[9] Übersetzt bedeutet das: Für sechs von sieben Operationsmethoden fehlen bis heute belastbare Daten, ob es womöglich nicht ratsamer wäre, den Eingriff von vornherein zu unterlassen.

Der Mangel an Beweisen bedeutet natürlich nicht, dass die vielen ungeprüften Methoden allesamt nicht taugten und überflüssig wären. Aber er hilft verstehen, wie es sein kann, dass sich im Standardrepertoire der Medizin so viele unwirksame Prozeduren finden.

Hatten Sie schon einmal ein Klingeln im Ohr? Schätzungsweise 17 000 bis 250 000 Menschen erkranken jedes Jahr in Deutschland neu am Hörsturz. Abertausende von ihnen bekommen Dextranlösungen, Glukokortikoide, Betäubungsmittel, Hydroethylstärke, Gingkoextrakte und manches mehr durch den Blutkreislauf gespült. Viele Stunden hängt ein Patient jeweils am Tropf, das Ganze muss er bis zu zehnmal über sich ergehen lassen. Doch die scheinbar so ausgeklügelte Infusionsbehandlung ist therapeutischer Trug. Die Substanzen wurden in Studien mit anderen Therapien und Scheinmedikamenten verglichen: Die Wirksamkeit keiner einzigen Substanz konnte

---

* Um zwei Verfahren oder Arzneimittel wissenschaftlich miteinander vergleichen zu können, müssen die Patienten per Zufall den jeweiligen Vergleichsgruppen zugeteilt werden (»Randomisation«). Dadurch werden bewusste und unbewusste Steuerungen des Ergebnisses verhindert.

wahrscheinlich gemacht, geschweige denn belegt werden.[10]

Im Gegenteil: Die Infusionstherapie kann lebensgefährlich werden, warnt der Wuppertaler Internist Johannes Köbberling. Beispielsweise, wenn Bakterien über den Infusionsschlauch in den Körper geraten und – was schon vorgekommen ist – eine tödliche Blutvergiftung auslösen. Gleichwohl und erfreulicherweise gibt es unter Infusionstherapien sehr viele gute Verläufe, aber sie haben einen banalen Grund: In siebzig bis neunzig Prozent der Fälle gehen die Symptome des Hörsturzes von alleine zurück. Kein Wunder also, dass die Ärzte gerne Substanzen und Chemikalien durch anderer Leute Körper spülen und dies Geschäft mit den »traditionell guten Erfahrungen« begründen. Die Deutsche Gesellschaft für Hals-Nasen-Ohren-Heilkunde schlägt die einträgliche Infusionstherapie, die ihren Mitgliedern und anderen Ärzten jedes Jahr schätzungsweise an die 500 Millionen Euro einspielt, in einer Leitlinie vor – und rechtfertigt das mit »Intuition« und »persönlicher Erfahrung«.[11]

In Kliniken ist es Standard, Frauen, die unter Brustkrebs leiden, Lymphknoten aus den Achselhöhlen chirurgisch zu entfernen. Dieses gut gemeinte »Ausräumen« soll das Krebsleiden eindämmen. Doch wie Studien ergaben, bringt der Eingriff keinen Überlebensvorteil. Aber er fügt den Frauen Narben und offenbar größere Schmerzen zu, als vielen Operateuren bewusst ist. Häufig können die Patientinnen ihre Arme nicht mehr recht bewegen. Statt zu helfen, verschlechtert die Operation die Lebensqualität, sagen Mediziner vom Klinikum Großhadern der Universität München. Jutta Engel hat ihren Patientinnen früher selbst

Viele Heilversuche bringen gar keinen Nutzen

Lymphknoten entfernt, jetzt streitet die Ärztin für die kritische Prüfung der überflüssigen Prozedur.[12]

Die moderne Medizin hat eine paradoxe Entwicklung genommen. Trotz ihres unerhörten Wachstums wird das Volk nicht gesünder. Hat die Medizin jene Schwelle überschritten, hinter sich das Gute ins Schlechte verkehrt? Etliche Forscher sagen: ja, und liefern konkrete Anhaltspunkte dafür: Deutschland steckt im weltweiten Vergleich fast am meisten Geld in den medizinisch-industriellen Komplex – seine Einwohner sind im Vergleich der Industriestaaten keineswegs überdurchschnittlich gesund, sondern liegen im hinteren Mittelfeld. Der Ausgabenweltmeister USA verordnet seinen Einwohnern siebenmal mehr Bypässe und pro Kopf 75 Prozent mehr Gesundheitsausgaben als der Nachbar Kanada. Die US-Bürger haben eine geringere Lebenserwartung als die Kanadier, die US-Ärzte verdienen fast doppelt soviel wie ihre kanadischen Kollegen.[13]

Zu glauben, ausschließlich medizinische Gründe entschieden über das Wohl und Wehe eines Patienten, wäre naiv. Ob ein Mensch operiert wird, hängt ganz wesentlich davon ab, wo er wohnt. In Basel praktizieren, bezogen auf die Einwohnerzahl, dreimal mehr Hals-Nasen-Ohren-Ärzte als im Kanton Graubünden. Als Folge leben 40 Prozent aller Erwachsenen in Basel inzwischen ohne Mandeln, aber nur 25 Prozent der Bündener. Der Anteil der Frauen ohne Gebärmutter liegt in der Schweiz doppelt so hoch wie in Frankreich – ein medizinischer Grund für den Unterschied ist nicht bekannt.[14] In aggressiver Herzmedizin liegen die Deutschen vorn: Bezogen auf die Einwohnerzahl wird die Katheteruntersuchung in keinem Staat so häufig durchgeführt wie in Deutschland.

Nicht nur der Wohnort, auch die Vorliebe des konsultierten Arztes leistet medizinischer Beliebigkeit Vorschub. Sucht ein und derselbe Patient mit einem bestimmten Leiden unterschiedliche Fachärzte auf, so werden ihm völlig unterschiedliche Erkrankungen attestiert und Mittel verschrieben: »Wen-Du-siehst-ist-was-Du-kriegst« lautet das Prinzip (»Who You See Is What You Get«).

Die Gruppe um Richard Deyo von der University of Washington in Seattle hat das Phänomen am Beispiel von Rückenschmerzen studiert: Die Forscher legten Ärzten eindeutige, standardisierte Befunde vor und wollten wissen, wie sie diese Fälle denn behandeln würden. Rheumatologen waren zweimal häufiger als die anderen Ärzte dafür, bestimmte Labortests durchzuführen, weil sie von einem arthritischen Leiden ausgingen. Neurochirurgen waren zweimal häufiger dafür, den Rücken mit Bild gebenden Verfahren zu durchleuchten, weil sie kaputte Bandscheiben für die Ursache hielten. Und Neurologen plädierten dreimal häufiger für eine Elektromyographie, um mittels Nadelelektroden defekte Nerven oder Muskel aufzuspüren. »Falls die Patienten verwirrt sind«, sagt Deyo, »dann sind sie es nicht allein.«[15]

Die Konfusion führt zu beliebigen Therapien. Davon erzählt das Schicksal der Reizdarmpatienten, die mit Bauchweh, Darmrumoren und anderen typischen Beschwerden zum Arzt gehen. Ihnen werden munter Körperorgane entnommen – merkwürdigerweise aber immer andere. Blinddarm und Gebärmutter kommen Reizdarmpatienten zweimal häufiger abhanden als dem Rest der Bevölkerung, die Gallenblase geht dreimal so häufig verlustig. Sogar an den Bandscheiben wird geschnitten; die Rate der Rückenopera-

Viele Heilversuche bringen gar keinen Nutzen

tionen ist um 50 Prozent erhöht. Berechtigt ist der Operationsspuk in keinem Fall – Menschen mit Reizdarm gehören generell nicht unters Messer.[16]

Allein die grundlose Entnahme der Gallenblasen an Reizdarmpatienten führt nach Berechnungen des Arztes Nicholas Talley von der amerikanischen Mayo Clinic in Rochester zu gewaltigen Schäden: Die typischen Reizdarmsymptome wie Bauchschmerzen, Durchfall und Verstopfung verspüren ungefähr 29 Millionen Menschen in den Vereinigten Staaten (zehn Prozent der Bevölkerung in 2003). Suchten von diesen Personen nun dreißig Prozent (9,6 Millionen Menschen) Ärzte auf, dann verlören acht Prozent von ihnen über kurz oder lang die Gallenblase; das macht überflüssige 768 000 Organentfernungen. Verknüpft man diese Zahl mit den statistisch zu erwartenden Risiken von Gallenblasenentfernungen, lassen sich die fatalen Folgen berechnen: 770 Menschen sterben noch während oder unmittelbar nach der Operation; 38 000 weitere werden aufgrund von Behandlungsfehlern verletzt. Gegen diese Überfluss-Chirurgie, so Talley, müsse man dringend Maßnahmen ergreifen, »um die Öffentlichkeit zu schützen«.[17]

Nicht nur Reizdarmpatienten erhalten systematisch falsche Diagnosen. Die Gruppe um den Arzt Kaveh Shojania von der University of California in San Francisco hat Autopsiestudien aus vier Jahrzehnten (1959 bis 1999) ausgewertet. In einem Viertel aller Fälle offenbarten die Obduktionen eine fehlerhafte Diagnose. Bei neun Prozent der Todesfälle war die missratene Diagnose teilweise oder sogar ganz verantwortlich für das Ableben.[18]

Das Herumirren der Menschen in der Medizin bezeichnen Ärzte als »Odysseus-Syndrom«. Die größte Bedrohung in diesem Irrgarten ist der medizinische Überfluss. Der Chirurg und Gesundheitsforscher Lucian Leape von der Harvard University im amerikanischen Boston hat als einer der Ersten das Ausmaß der überflüssigen Chirurgie beschrieben. Je nach Operationsart und medizinischer Disziplin schwanken die Zahlen. In einigen Gebieten sind acht Prozent der Eingriffe unnütz, in anderen sind sage und schreibe 86 Prozent aller Interventionen medizinisch gesehen nicht gerechtfertigt. Die verantwortlichen Chirurgen bewirken allenfalls Verletzungen und Todesfälle.[19]

Seit Leapes Analyse sind einige Jahre vergangen, doch überwunden sei das Problem mitnichten, sagt Christian Köck, Inhaber des Lehrstuhls für Gesundheitspolitik und Gesundheitsmanagement der Universität in Witten/Herdecke. »Je nach Gebiet sind 15 bis 50 Prozent aller Eingriffe überflüssig.« Dass weite Teile der Bevölkerung systematisch mit sinnlosen Eingriffen und Prozeduren behelligt werden, geht aus dem Gutachten des Sachverständigenrates für die Konzertierte Aktion im Gesundheitswesen von 2001 hervor.[20] Im Wesentlichen, heißt es da, sei das System geprägt durch die Dominanz eines »strukturellen Überversorgungsgrades«. Bei der Volkskrankheit Rückenleiden (Kreuzschmerzen) beispielsweise sehen die Experten »eine deutliche Überversorgung mit bildgebenden diagnostischen und invasiv-therapeutischen Verfahren«. Katheteruntersuchungen am Herzen, Röntgenbestrahlungen, Brustamputationen und Hochdosis-Chemotherapien bei Brustkrebs-Patientinnen würden in Deutschland ebenfalls allzu häufig veranlasst.

Fehler mit System

Entfernt der Arzt einem Patienten anstelle der Vorhaut die Hoden (wie in Österreich geschehen) oder wird das Opfer eines Autounfalls mit Lachgas beatmet (wie in Bayern passiert), dann ist etwas schief gegangen: Eine medizinisch sinnvolle Intervention wurde aufgrund menschlichen Versagens zum Fiasko. Es gibt aber noch eine zweite, viel häufigere Kategorie von Fehlern: die systemischen Fehler, das Durchführen medizinischer Prozeduren, von denen von vornherein klar ist, dass sie überflüssig sind.

Dass ein Proteststurm gegen die flächendeckende Übertherapie bisher ausblieb, erklärt sich so: Wenn es einem Menschen nach einem Eingriff zwar nicht besser, aber auch nicht schlechter geht, dann holt er in aller Regel keine zweite Meinung mehr darüber ein, ob die Operation überhaupt medizinisch gerechtfertigt war. Und wer ein Medikament schluckt, welches die Beschwerden gar nicht lindert, legt die angebrochene Schachtel eher in die Hausapotheke, als dass er sich beim Arzt über die sinnlose Medikation beschwert. Operationsnarben wiederum nehmen die Menschen nichts ahnend hin. Und wie astronomisch hoch die Kosten der überflüssigen Prozeduren mitunter sind, erkennen die gesetzlich Krankenversicherten nicht, die Gelder werden ja von den Krankenkassen angewiesen.

Da die meisten unnützen Operationen und Medikamentenverordnungen ohne gravierende Spätschäden abgehen oder nicht mit ihnen in Verbindung gebracht werden, bleibt das Ausmaß der Schattenmedizin dem Laienvolk verborgen. Hinzu kommt das Wunschdenken der Patienten, sie hätten sich auf einen sinnvollen Heilversuch eingelassen. »Von unserem Naturell her wollen wir immer glauben, dass wir uns richtig entschieden haben«, sagt Harvard-Professor Leape. Nur wenn »etwas schief geht, wird der Patient oder sein Anwalt vielleicht darauf kommen, dass es überflüssig war«.

Da ist der Fall einer 55 Jahre alten Frau, die nach einer Herzoperation in der Straubinger Südklinik starb. Dort hatte man ihr die Nierenschlagader verletzt und sie erst sechs Stunden später in ein größeres Krankenhaus transportieren lassen, wo sie nicht mehr zu retten war. Vor dem Landgericht Regensburg kam dann heraus: Der GAU hätte nicht sein müssen. Die Herzoperation war medizinisch gar nicht notwendig und hätte unterbleiben müssen. Der zuständige Chefarzt, zugleich auch Besitzer der Privatklinik, wurde wegen Körperverletzung und Totschlag in einem minder schweren Fall zu drei Jahren Gefängnis verurteilt.[21]

Was du nicht willst, dass man dir tu, das füg auch keinem andern zu

Spätestens wenn Ärzte selber einmal krank werden, wird das Ausmaß der heillosen Medizin erkennbar. Viele Pillen und Prozeduren, aber auch Vorsorgemaßnahmen, die den Bürgern als neuester Stand der Forschung gepredigt werden, lehnt die Mehrheit der Ärzteschaft für sich selbst oder die eigenen Angehörigen ab.

Die Frage, wie der Arzt sich verhielte, wäre er Patient, war für Orthopäden der Universität Heidelberg Ausgangspunkt einer Studie: Sie wollten von niedergelassenen Kollegen in ganz Deutschland wissen, wie sie es denn für sich selbst mit elf Standardoperationen des Fachs hielten. Nach Auswertung der insgesamt 169 Antworten staunten die Forscher über eine »generell eher mäßige Akzeptanz« der Lehrbuchmethoden.[22] Die durchschnittliche Zustimmungsquote für alle Verfahren betrug lediglich 41 Prozent; bei einigen Operationen war das Ausmaß der Ablehnung eklatant. Nach einem Bandscheibenvorfall mit hartnäckigen Schmerzen beispielsweise würden sich von den befragten Orthopäden nur 17 Prozent operieren lassen.

Die Heidelberger Gesundheitsforscher rufen die Orthopäden auf, den Leitsatz des großen Chirurgen Theodor Billroth zu beherzigen: Operiere nur das, was du selber an dir machen lassen würdest – war es töricht, diese Maxime für selbstverständlich zu halten?

Gianfranco Domenighetti, Leiter des Gesundheitsamtes des schweizerischen Kantons Tessin, erkundet seit Jahren, welche unnützen Prozeduren den Hilfesuchenden vom medizinisch-industriellen Komplex untergejubelt und aufgedrängt werden. Wären alle Patienten so gut informiert wie die Ärzte, so seine Überlegung, müsste das zu einer bestmöglichen medizinischen Versorgung führen. Fänden sich Prozeduren, welche Ärzte häufiger an sich durchführen lassen, wäre das ein Hinweis auf Unterversorgung: Sinnvolle Heilverfahren werden dem gemeinen Patienten vorenthalten. Gäbe es umgekehrt aber Eingriffe, welche Doktoren für sich selbst nicht so häufig in Anspruch nehmen, wäre das ein Hinweis auf unbekömmliche Medizin.

Gemeinsam mit Kollegen der Universität Zürich verglich Domenighetti die Häufigkeit von sieben sehr häufigen und nicht dringenden Eingriffen unter knapp 6000 Menschen vergleichbarer Gesundheit. Es ging um Mandeloperationen, Entfernungen des Blinddarms, Ausschabungen (Kürettagen) sowie Amputationen der Gebärmutter, Entnahmen der Gallenblase, Behandlungen des Leistenbruchs und Operationen von Hämorrhoiden. Das Ergebnis: Mit Ausnahme der Blinddarmentnahme waren Menschen der Gesamtbevölkerung durchweg *häufiger* unters Messer geraten als die Ärzte selbst. Bei Mandelentfernungen sind es für den normalen Bürger 47 Prozent mehr Operationen, bei Leistenbrüchen 53 Prozent mehr Eingriffe und bei Gallenblasenentfernungen sogar 84 Prozent mehr Operationen. Alles in allem lag die Häufigkeit der Eingriffe bei medizinischen Laien durchschnittlich um 33 Prozent höher. Mit anderen Worten: Ein Drittel dieser an der Allgemeinbevölkerung so geflissentlich ausgeführten Operationen sind reiner Überfluss.

Neben Ärzten fand sich interessanterweise noch eine Gruppe, die seltener als der einfache Bürger operiert wurde: die Gruppe der Anwälte.[23] An diesen »riskante Patienten« würden Ärzte lieber vorsichtig operieren, glaubt Domenighetti, da sie sich besser als normale Bürger wehren könnten, wenn eine überflüssige Operation böse endet.

Inspiriert von den delikaten Daten aus der Schweiz, haben sich kurz darauf Forscher in Deutschland auf die Suche nach heilloser Medizin gemacht. Die Gruppe um Friedrich Schwartz vom Institut für Sozialmedizin, Epidemiologie und Gesundheitssystemforschung in Hannover hat zunächst 23 häufig durchgeführte Standardtherapien, die in Lehrbüchern empfohlen werden, ausgesucht. Sodann haben die Wissenschaftler bei 1000 niedergelassenen Fachärzten nachgefragt (jeweils 200 Chirurgen, Internisten, Frauenärzte, Urologen und Hals-Nasen-Ohren-Ärzte): Würden

Was du nicht willst, dass man dir tu, das füg auch keinem andern zu

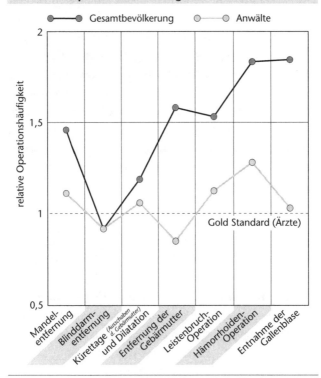

Abb. 1: Inanspruchnahme chirurgischer Prozeduren

Quelle: Domenighetti, Gianfranco et al.: Revisiting the most informed consumer of surgical services – the physician patient. In: International Journal of Technology Assessment in Health Care, 9:4, 1993

Sie diese Prozedur an sich selbst durchführen lassen, wenn Sie persönlich erkrankt wären?

Jede Gruppe hatte zwischen vier und elf Krankheitsbildern aus dem eigenen Fach zu beurteilen. Das Ergebnis: In vielen Fällen würden Ärzte lieber der Heilkraft des eigenen Körpers vertrauen als den Standardverfahren der eigenen Profession. Von den 23 Prozeduren hielten sie fast die Hälfte, nämlich 11 Verfahren, für zweifelhaft. Diese fanden bei den Fachärzten nur »eingeschränkte« und »geringe« Akzeptanz.[24] Von den befragten Gynäkologinnen etwa würde sich jede zweite die Gebärmutter wegen einer großen gutartigen Wucherung keineswegs entfernen lassen. Und wenn beispielsweise eine gutartige Vergrößerung der Prostata (Stadium II) den Harnfluss mindert, dann würden sich 56 Prozent der Urologen die eigene Prostata trotzdem nicht ausschaben lassen.

Eine Zwei-Klassen-Medizin tut sich da auf: Während Ärzte lieber auf schonende Verfahren setzen, werden die schlechter informierten Patienten mit invasiven Methoden traktiert.

Der Biostatistiker Ulrich Abel von der Universität Heidelberg hat sich ebenfalls dem Studium irriger und unsinniger Therapien gewidmet und unterteilt sie in drei Varianten:[25]

— *Prozeduren, die zwar eine Wirkung im Körper haben, aber keine Wirksamkeit im Sinne, die Erkrankung zu kurieren.* Manche dieser Verfahren lassen Patienten sogar schneller zu Tode kommen. So war es drei Jahrzehnte lang üblich, Patienten mit Lungenkrebs nach der Operation einer Strahlentherapie auszusetzen, weil sich dadurch die Wahrscheinlichkeit eines Ausbruchs der Erkrankung an der alten Stelle (Lokalrezidiv) verminderte. Eine 1998 von Lesley Stewart veröffentlichte Übersichtsstudie ergab jedoch: Bestrahlte Patienten starben in Wahrheit deutlich früher als Patienten, die nicht bestrahlt wurden. Zum einen konnte die Strahlentherapie die Entstehung bösartiger Absiedlungen (Fernmetastasen) nicht verhindern. Doch bestimmen Metastasen die Lebensdauer stärker als Lokalrezidive, das erneute Wuchern der Tumore

am ursprünglichen Ort der Erkrankung. Zum anderen bewirkte die Strahlenkur schwere Nebenwirkungen. Unterm Strich war ihr Schaden deshalb größer als ihr Nutzen.
— *Prozeduren, deren Wirksamkeit man einfach so lange behauptet, bis sie schließlich geglaubt wird.*
Unterzieht man diese »Horror-Storys« (so Ulrich Abel) einer wissenschaftlichen Überprüfung, lösen sie sich in Luft auf. Der Wirkstoff Clofibrat beispielsweise wurde dem Volk in den 70er Jahren als wahre Wunderwaffe gegen den Herztod empfohlen; die Substanz senke den Cholesterinspiegel im Blut um 15 Prozent und verringere damit die Infarktrate um 30 Prozent. Um das zu überprüfen, führte die Weltgesundheitsorganisation eine umfängliche Studie an 15 000 Männern durch. Die eine Hälfte bekam Clofibrat, die andere schluckte Kapseln voller Olivenöl, die genauso aussahen (Placebos). Doch siehe da: In der Placebo-Gruppe waren 127 Todesfälle aufgetreten; in der Clofibrat-Gruppe waren es dagegen mehr: nämlich 162. Das Fachblatt *Lancet* kommentierte das Debakel kurz und bündig: »Therapie gelungen, Patient tot.«[26]
— *Prozeduren, die früher in der Medizin angewandt wurden, die man aber aus heutiger Perspektive für unwirksam, schädlich und sogar grotesk hält.*
Die Gelbsucht beispielsweise behandelten Ärzte mit getrocknetem und pulverisierten Gänsedung, den sie mit Safran mischten. In den 20er Jahren des vergangenen Jahrhunderts wiederum ließ der Wiener Professor Eugen Steinach Männern den Samenleiter durchtrennen – das Vergießen der Säfte schwäche nur des Körpers Kräf-

te. Zu den vielen, die sich der einschneidenden Verjüngungskur unterzogen, gehörte der Arzt und Psychologe Sigmund Freud.

Die Geschichte der medizinischen Irrtümer und Selbsttäuschungen wird im nächsten Kapitel erzählt. Sie erklärt, wie es kommt, dass ansonsten vernünftige erwachsene Menschen beim Arzt die wunderlichsten Dinge mit sich anstellen lassen.

Kapitel 2
Torheiten und Trugschlüsse

*Wer seine Gesundheit liebt,
der fliehe die Medicos und Arzneien*
Friedrich Hoffmann (1660–1742).[1]

Warum Irrtümer und Selbsttäuschungen in der Medizin weit verbreitet sind

Die Medizin war noch nie darum verlegen, ihre Taten mit plausibel klingenden Erklärungen zu rechtfertigen. In frühester Zeit waren böse Geister die wichtigsten Krankheitserreger. Diese zu beschwören und aus dem Körper zu vertreiben, war Aufgabe der Schamanen.

Vor allem im Abendland machte sich später die Ansicht breit, die Verteilung der Körpersäfte auf die verschiedenen Organe bestimme darüber, wie eine Krankheit verlaufe. In der Folge hatten die Menschen Heilversuche wie Schröpfen, Schwitzen und Abführen zu erdulden. Galenus von Pergamon (129–199 n. Chr.), einer der einflussreichsten Ärzte überhaupt, hielt den Aderlass bei jeder Krankheit für angebracht. Rückenleiden führte er nicht auf den aufrechten Gang zurück, sondern machte dafür eine Säfte-Ansammlung schleimiger und galliger Natur in der Hüfte verantwortlich. Also wurden die Kreuzkranken zur Ader gelassen: Gestochen wurde in die Kniekehle der stärker schmerzenden Körperseite. Das Blut strömte reichlich, Leidende wurden die Rückenpein mitunter los – das Leben allerdings auch.

Bis vor wenigen Generationen noch war der Aderlass das Markenzeichen der Chirurgie. Typischerweise legten Ärzte eine Binde um den Arm, bis die Venen im Unterarm anschwollen; dann stachen sie mit einer Lanzette in das hervorgetretene Blutgefäß. Der Pariser Arzt Pierre Charles Alexandre Louis (1787–1872) offenbarte in einer der ersten klinischen Studien überhaupt den Unsinn der Methode: Egal, ob man den Aderlass früh oder spät vornahm, ob man große oder kleine Mengen Blut entzog – auf den Ausgang von Lungenentzündungen hatte das Verfahren keinen Einfluss.

Als sich diese Erkenntnis nach vielen Jahrzehnten endlich durchgesetzt hatte, fielen Ärzte prompt ins andere Extrem – und kippten Blut von außen in den Körper (möglich geworden durch die Entwicklung der Bluttransfusion). Fortan spülten sie Menschen auf der Intensivstation routinemäßig fremdes Blut in den Leib – bis eine Studie einige Jahre später ergab, wie wirkungslos auch das war.[2]

Wie der Aderlass so dominierte auch die so genannte Dreckapotheke lange Zeit die Medizin. Im alten Rom wurden der Verzehr von Hundekot und das Laben an den Brüsten milchgebender Sklavinnen angeraten, um die Gefahr des Herztodes zu bannen.[3] Gegen die Malaria, das wussten einst spanische Ärzte, möge man sich einen Weinbrand genehmigen, versetzt mit einer Prise Pfeffer und drei Tropfen Blut aus dem Ohr einer Katze. Und bei der Belagerung von Ostende anno 1602 eilten Ärzte im Schutz der Dunkelheit auf das von Körpern übersäte Schlachtfeld, sammelten so viel Fett wie möglich und trugen es in die Stadt. Nach dem damaligen Stand der Medizin war das Fett der Toten eine Arznei für verwundete Soldaten. Im Jahre 1696 legte der deutsche Arzt Christian Franz Paullini sein Werk *Heylsame Dreckapothecke* vor; die Londoner *Pharmacopoeia* von 1764 empfahl unter anderem Spinnennetze, Asseln, Vipern und Bezoaren (feste Haarballen aus den Mägen von Wiederkäuern) als Heilmittel.[4]

Wehe denen, die damals die besondere Fürsorge der Medizin erfuhren. Es ist aus heutiger Sicht schwer zu beurteilen, was für den englischen König Charles II. schlimmer war: der Schlaganfall, den er erlitt, oder jenes Dutzend Leibärzte, die ihn behandelten. Die Medici »forderten Schröpfköpfe, um sie unverzüglich auf seinen Schultern anzusetzen, und die Durchführung einer tiefen Skarifikation, aus der sie weiter acht Unzen Blut entnehmen konnten« – mit diesen Worten hat Sir Raymond Crawfurd (1865–1938) den medizinischen Rundumschlag später beschrieben.[5] »Sie verabreichten ein starkes Antimonbrechmittel, aber da der König nur einen kleinen Teil davon schlucken konnte, beschlossen sie, zur Sicherheit auch noch eine volle Dosis Zinksulfat zu geben. Man verabreichte starke Abführmittel, ergänzt durch eine Reihe von Klistieren. Die Haare wurden kurz geschoren und blasenziehende Mittel auf seinem Kopf verteilt. Und als sei dies noch nicht genug, forderte man auch noch die Kauterisation* mit rotglühendem Eisen.« Der König entschuldigte sich noch, »so übertrieben langsam zu sterben«, und schied endlich dahin.

---

* Kauterisation = die Zerstörung von Gewebe durch Ätz- oder Brennmittel

Zu Beginn des 20. Jahrhunderts fasste der Gedanke Fuß, Krankheiten seien Folge einer Selbstvergiftung – die Patienten hatten bis auf weiteres den Dickdarm zu entleeren und leerzuhalten. Die nächste Mode war die Herdtheorie, derzufolge die Kranken auf unsichtbare Krankheitserreger allergisch reagierten und von bestimmten Körperteilen zu befreien seien – ein Boom von Operationen war die Folge. »Niemand kann sagen«, so der Arzt und Autor Lewis Thomas, »welche Hekatomben* von gezogenen Zähnen, entfernten Mandeln, operierten Gallenblasen und Blinddärmen das gefordert hat.«[6] Pikanterweise werden die erwähnten Organe und Gewebe bis heute routinemäßig und sehr häufig aus dem Körper geschnitten – mittlerweile aber begründet man die Amputationen mit völlig anders lautenden Behauptungen.

Das Wort des irischen Schriftstellers George Bernard Shaw ist bis heute brisant. In seiner Komödie *Der Arzt am Scheideweg* von 1906 heißt es: Die Chirurgen haben »herausgefunden, dass der Körper eines Menschen voll von Resten alter Organe ist, die zwecklos sind. Dank dem Chloroform kann man ein halbes Dutzend herausschneiden, ohne den Menschen irgendwie zu schädigen, von der Krankheit und den Goldstücken abgesehen, die der Spaß ihn kostet.«[7]

Erst im 19. Jahrhundert erkannten kritische Geister: Der größte Teil der Medizin bis dahin war grober Unfug. So gut wie alle Arzneimittel gründeten auf dem Placeboeffekt (dazu später mehr). Es gab Ausnahmen. Quinine gegen Malaria, Impfungen gegen Pocken und Morphium gegen

---

* die Hekatombe = einem unheilvollen Ereignis oder Ähnlichem zum Opfer gefallene, erschütternd große Zahl von Menschen

Schmerzen – diese Mittel wirken tatsächlich. Ansonsten jedoch lag der amerikanische Arzt Oliver Wendell Holmes mit seinem 1860 gefällten Urteil schon richtig: Wenn man doch nur alle Arzneien »auf dem Meeresgrund versenken könnte«, sagte er, »so wäre das ein Segen für die Menschheit – und ein Fluch für die Fische«.

Die Illusion der Medizin

Rückblickend konstatierte Lewis Thomas: »Man muss sich darüber wundern, dass der Ärztestand das alles überlebte und mit so wenig Kritik davonkam.« Billig wäre es, der Medizin die Pannen und Pleiten vorzuhalten. Wenn die Heilkunde voranschreiten und besser werden soll, dann lassen sich Rückschlage und Wirrungen kaum vermeiden. Entscheidend ist es, die Fehler zu erkennen und zu überwinden. Nicht die Lücken, sondern die Irrtümer hindern die medizinische Wissenschaft am Fortschreiten. Gewiss, unnütze Operationen und Heilversuche fanden (und finden) des Geldes wegen weite Verbreitung. Zugleich trachteten Mediziner natürlich danach, den Patienten wirklich zu helfen, wie lächerlich und gefährlich ihre Methoden aus heutiger Sicht auch erscheinen. Zu allen Zeiten, urteilen die Gesundheitsforscher Ulrich Abel und Jürgen Windeler, »waren die Ärzte zweifellos in ihrer großen Mehrheit davon überzeugt, ihren Patienten im Rahmen ihrer Möglichkeiten die bestmögliche Behandlung angedeihen zu lassen«.[8]

Gerade deshalb ist der Blick zurück notwendig. Er hilft verstehen, wie es sein kann, dass sich Torheiten und Trugschlüsse immer wieder in der Medizin breit machen können. Die Gründe, die zu medizinischen Irrtümern führen, sind bis heute aktuell:

Gefangen in der Plausibilitätsfalle

Für Therapiekonzepte jedweder Art sind wir empfänglich, solange sie nur irgendwie plausibel klingen. Sie gaukeln Patienten wie Ärzten Erklärungen für Krankheiten vor und geben ihnen die Möglichkeit, Maßnahmen gegen die Leiden zu ergreifen, aktiv zu werden: Ut aliquid fiat – damit etwas geschehe. Anstatt den Nutzen neuartiger Ansätze – so einleuchtend sie auch erscheinen – erst einmal gründlich in klinischen Studien nachzuweisen, wurden und werden sie überflink in der Praxis eingesetzt.

Weil es beispielsweise plausibel erschien, gleich den ganzen Tumor zu entfernen, willigten in der ersten Hälfte des 20. Jahrhunderts Abertausende von krebskranken Frauen ein, sich die Brüste komplett amputieren zu lassen. Der Hannoveraner Anatomie-Professor Herbert Lippert schlug einst sogar vor, die durch moderne Kindernahrung entbehrlich gewordenen weiblichen Brustdrüsen »zur Vorbeugung gegen Brustkrebs schon vorsorglich beim Mädchen« zu entfernen.[9] Erst in den 70er Jahren wurde allgemein anerkannt, dass das Konzept der Radikaloperation ein trügerisches war. Man konnte Tumoren nicht wie Unkraut mit der Wurzel entfernen, da sich zum Zeitpunkt der Diagnose bei vielen Patientinnen bereits Metastasen im Körper gebildet hatten.

Ungemein einleuchtend erscheint uns ebenso die zum Volksglauben geronnene Auffassung, eine ballaststoffreiche Ernährung sei besonders gesund und beuge speziell dem Entstehen von Dickdarmkrebs vor. Doch offenbar hat der übermäßige Verzehr von Obst und Gemüse zumindest keinen günstigen Einfluss auf die Entstehung so genannter Adenome, gutartiger Geschwülste, die ihrerseits zu bösartigen Dickdarmkarzinomen entarten können. Das ergaben zwei im Jahre 2000 veröffentlichte Studien, die das Essverhalten über einen Zeitraum von drei bis vier Jahren verfolgt hatten. Auch die in weiten Kreisen der Bevölkerung populäre Einnahme von Vitaminpräparaten zur Krebsabwehr fußt auf einem Trugschluss. In mehreren großen kontrollierten Studien hat sich nämlich einheitlich gezeigt, dass die zusätzliche Einnahme von Vitamin A und E-Präparaten weder das Entstehen noch den Verlauf von Krebserkrankungen verhindern oder verbessern kann. Das Gegenteil war der Fall: Unter dem Strich erging es jenen, die zu den Vitaminpillen griffen, *schlechter* als den Menschen der Kontrollgruppe.[10]

Eine spontane Heilung wird irrigerweise einem Heilversuch zugeschrieben

Die natürlichen Selbstheilungskräfte des Körpers können Therapien, die eigentlich wirkungslos sind, zu Ruhm und Anerkennung verhelfen. Etliche Krankheiten neigen zur spontanen Remission und werden in Wahrheit von alleine besser. Der Schnupfen dauert mit einem guten Arzt sieben Tage, ohne Arzt eine Woche, und mit einem schlechten Arzt kann er länger dauern. Vorgefallene Bandscheiben vermag der Körper zurückzubilden.[11]

Bessert sich der Zustand des Patienten aufgrund solcher

Selbstheilungskräfte, so führen Patient und Arzt den guten Verlauf unweigerlich auf die von ihnen unternommenen Heilversuche zurück. Menschen, die unter Arthritis leiden, beispielsweise haben den Erfolg ganz unterschiedlicher therapeutischer Maßnahmen bestätigt: Kupferarmbänder, Übersiedlung nach Mallorca, spezielle Diäten, die mit wenig Zucker oder Salz oder Fleisch auskommen oder die Lektüre eines Erbauungsbuches. »Wenn man hier werten will«, so der Mediziner Lewis Thomas, »dann stößt man auf eine Schwierigkeit: etwa 35 Prozent der Patienten mit dieser Diagnose werden gesund, gleichgültig was sie tun.«

»Wenn wir die Leistungen, die das Gesundheitssystem erbringt, kritisch betrachten«, sagt Franz Porzsolt, Professor für Klinische Ökonomik des Universitätsklinikums Ulm, »drängt sich die Vermutung auf, dass wir viele Erfolge den Selbstheilungskräften unserer Patienten verdanken.«[12] Das Phänomen erschwert es Patienten, aber auch Gesundheitspolitikern, den wahren Wert medizinischer Leistungen zu erkennen. Der amerikanische Ökonom Burton Weisbrod gibt zu bedenken: »Da das menschliche physiologische System an sich anpassungsfähig ist, korrigiert es sich zuweilen selbst und wird mit einem Leiden auch ohne medizinische Versorgungsleistung fertig. Demnach weiß ein Konsument nach dem Erwerb von Gesundheitsleistungen nicht, ob sich die Verbesserung aufgrund oder vielleicht sogar trotz der erhaltenen ›Versorgung‹ eingestellt hat.«[13]

Glauben macht gesund

Die Anteilnahme einer Gestalt mit Stethoskop, das Schlucken bunter Kapseln und die Vorbereitungen auf eine Operation vermitteln Zuversicht und sind imstande, das Befinden des Patienten ganz erheblich zu verbessern. Die suggestive Kraft der Medizin bekamen an Parkinson erkrankte Patienten zu spüren. Neurochirurgen gaukelten ihnen eine Operation vor und ritzten ihre Kopfhaut leicht an. Die nur zum Schein behandelten Parkinson-Kranken fühlten sich daraufhin tatsächlich gesünder (siehe Seite 186). Herzpatienten, denen man zur Vorsorge Tabletten ohne Wirkstoff verordnet, haben tatsächlich eine geringere Sterblichkeit als Vergleichspersonen, die keine Vorsorgepillen schlucken.[14]

Den Placeboeffekt (lateinisch für: »ich werde gefallen«) halten Forscher für ein mächtiges Wirkprinzip der Medizin, er spiele wohl bei jeder Behandlung eine Rolle. »Jede ärztliche oder psychologische Maßnahme, die mit erkennbar kurativer Absicht erfolgt«, urteilt Burkard Jäger von der Medizinischen Hochschule in Hannover, »ist wahrscheinlich Träger einer Placeboreaktion. Egal, ob es sich um Drogen, Operationen, Bestrahlungen oder Gespräche handelt.«[15]

Der Placeboeffekt wirkt offenbar, indem er die Selbstheilungskräfte des Körpers erweckt: Sobald der Mensch erkennt, dass ihm geholfen werden soll, kann er eigene Heilungsreaktionen abrufen und ähnliche biochemische Prozesse auslösen, wie dies beispielsweise Medikamente tun. Allerdings: Bei negativen Erwartungen kann sich auch ein negativer Effekt einstellen. Tomaten beispielsweise galten im 19. Jahrhundert als giftig – und tatsächlich ließen sich viele Menschen in Krankenhäusern wegen Tomatenvergiftung behandeln.[16]

In den USA sind etwa ein Drittel aller verschriebenen Arzneimittel reine Placebos; einer Umfrage in Israel zufolge verschreiben 60 Prozent der befragten Pfleger und Ärzte ganz bewusst Placebos.[17] Aber nicht nur Pillen voller Mehl, auch Tabletten mit echten Wirkstoffen, kommen als Scheinmedikament zum Einsatz. Die Ärzte Petr Skrabanek und James McCormick schreiben: Das Placebo ist »meistens ein Antibiotikum, ein Stärkungsmittel, ein Hustensaft, ein Beruhigungsmittel oder ein anderes Psychopharmakon oder irgendein anderes Präparat mit pharmakologischer Wirkung, dessen Heilwirkung jedoch mit seinen pharmakologischen Eigenschaften nichts zu tun hat«.[18]

In der offiziellen Medizin genießen Placebos gar keinen guten Ruf. Sie werden nur ungern offen angewandt und insgeheim gefürchtet: Denn Vergleichsstudien entlarven in schöner Regelmäßigkeit, dass viele scheinbar ausgeklügelte und sündhaft teure Prozeduren in Wahrheit nichts anderes sind als Träger eines Placeboeffekts.

»Die Ärzte haben alles versucht«

Auch wenn Selbstheilung und Placeboeffekt ausbleiben, können sich zweifelhafte Therapien erstaunlich hartnäckig halten. Rückschläge im Krankheitsverlauf werden unbewusst ausgeblendet und erstaunlich selten der falschen Behandlung und dem schädlichen Eingriff angelastet. Wenn es einem Patienten nach einer Operation nicht besser geht, stellen manche Chirurgen keineswegs ihr Tun infrage, sondern werfen sich vor, sie hätten wohl noch mehr Gewebe wegschneiden müssen. Anwender heilloser Medizin haben Kritik der Patienten und Angehörigen meistens nicht zu fürchten. Vielmehr werden sie sogar noch gerühmt, sie hätten alles ausprobiert, was in ihrer Macht stand. Auch die Leibärzte von Charles II. hatten an der Angemessenheit ihrer medizinischen Großoffensive nicht die geringsten Zweifel. Am königlichen Totenbett sagte einer von ihnen: »Man ließ nichts unversucht.«

Die Irrtümer der Medizin sterben erst mit den Professoren

Das Fortbestehen medizinischen Unsinns wird durch die ausgeprägte Hierarchie unter Ärzten und klinischen Forschern begünstigt. In den Naturwissenschaften ist das anders. Irrende oder gar betrügende Chemiker und Physiker werden meist recht bald von Kollegen entlarvt und korrigiert. Im autoritären Medizinbetrieb und in der klinischen Forschung indes werden Quacksalber manchmal erst entzaubert, wenn sie sterben. Der in der Schweiz geborene Physiologe Emil Abderhalden (1877–1950) gründete sein glanzvolles Berufsleben auf der angeblichen Entdeckung einer Klasse von Proteinen, die es in Wahrheit gar nicht gibt.

Abderhalden, Professor für Physiologie und Physiologische Chemie der Universität Halle, nannte die 1909 von ihm erfundenen Proteine zunächst »Schutzfermente«, dann

»Abwehrfermente«.[19] Abderhaldens Ausführungen zufolge produzieren Tiere und Menschen im Blut bestimmte Verdauungsenzyme, die besagten Abwehrfermente, wann immer sie mit fremden Proteinen in Kontakt geraten. Schwangere Frauen würden etwa spezielle Abwehrfermente herstellen, die gegen Proteine des Mutterkuchens in ihrem Leib gerichtet sind.

Den angeblichen Beweis trat Abderhalden mit einem biochemischen Test an, der auf folgender Überlegung beruhte: Der Mutterkuchen wird gekocht, die Proteine daraus werden aufbereitet und mit dem Blutserum schwangerer Frauen behandelt. Die Abwehrfermente aus dem Serum zerhacken die Proteine in kleine Schnipsel (Peptide), was sich mit biochemischen Methoden nachweisen lässt – der Beweis dafür, dass die Frau schwanger war und ihr Serum Abwehrfermente enthielt. Die Gegenprobe wurde mit Blutseren von nicht schwangeren Frauen und von Männern unternommen: Sie zeigten die Reaktion nicht, da sie ja keine Mutterkuchen und damit auch keine Abwehrfermente dagegen enthielten.

Dieser Schwangerschaftstest schlug Frauenärzte und Biochemiker auf der ganzen Welt in seinen Bann. In den Folgejahren wurden mehr als 25 Publikationen zum Thema veröffentlicht, welche die Ergebnisse in aller Regel bestätigten. Auch als im Jahre 1914 viele Direktoren für Frauenheilkunde deutscher Universitätskliniken auf Bitte einer Fachzeitschrift den Test erprobten, flog der Schwindel nicht auf. Von den 15 Gruppen, die antworteten, berichteten alle über mehr oder weniger positive Resultate und keine über schlechte Ergebnisse. Bald lagen mehr als 450 Arbeiten aus aller Welt zu den Abwehrfermenten vor und beschrieben sogar noch weitere Anwendungen, beispielsweise in der Diagnose von Krebsleiden, der Syphilis und der Schizophrenie.

Es war wie im Märchen mit des Kaisers neuen Kleidern, urteilen die Biologen und Wissenschaftshistoriker Ute Deichmann und Benno Müller-Hill von der Universität Köln. Wenn alle Welt sich von der eleganten Kleidung blenden lässt, bedarf es eines Kindes, um zu erkennen, dass der Herrscher in Wahrheit nackt ist. In diesem Fall fiel die Rolle des Kindes dem jungen deutschen Biochemiker Leonor Michaelis zu. 1914 teilte er in einer Publikation mit, er könne Abderhaldens Schwangerschaftstest experimentell nicht bestätigen und zweifele an der ganzen Theorie – damit war das Ende von Leonor Michaelis' akademischem Werdegang in Deutschland besiegelt (er machte später Karriere in Amerika). Abderhalden indes galt zweifellos als Autorität und erforschte immer neue Aspekte seines Luftschlosses. Erst als dieser Professor Münchhausen im Jahre 1950 starb, gerieten auch seine Abwehrfermente in Vergessenheit.

Abderhaldens Geschichte erinnert daran, wie kraftvoll Autoritäten und Hierarchien in der Medizin wirken. Das tun sie bis heute. Anstatt wissenschaftlichen Erkenntnissen zu folgen, neigen Mediziner dazu, den Nutzen ihres Tuns per Abstimmung zu bestimmen. »Konsensus-Konferenzen« werden wie Bischofssynoden einberufen, und hinter verschlossenen Türen beschließen Doktoren und Professoren, was die rechte Medizin sei – merkwürdiges Gebaren für ein Fach, das Anspruch auf Wissenschaftlichkeit erhebt.

Torheiten und Trugschlüsse

Dogmen prägen die Medizin

Selbst wenn Mediziner ein Verfahren als untauglich und verderblich überführt haben, vergehen mitunter Jahrzehnte, ehe es aus dem Repertoire der Heiler verschwindet. Das wohlmeinende Streben, dem Patienten zu helfen, begünstigt das Entstehen von unumstößlichen Glaubenssätzen, von Dogmen.

Gelangen Ärzte erst einmal zur Überzeugung, ein bestimmtes Tun sei bei einer bestimmten Erkrankung hilfreich, dann werden sie es ihren Patienten kaum vorenthalten wollen. Doch wenn keiner mehr eine neuartige Therapie in Frage stellt, ist es für vergleichende Studien zu spät: ein womöglich überflüssiges Verfahren hält ungeprüft Einzug in die Medizin.

Ähnlich unangreifbar können auch Medikamente mit zweifelhaftem Nutzen werden. Mitunter werden sie nur deshalb von Arzneimittelbehörden zugelassen, weil Studienergebnisse oder das Wirkprinzip den Verdacht eines Nutzens suggerieren. Doch einmal auf dem Markt, werden die Mittel zum »Goldstandard«; es wäre fortan »unethisch«, sie auch nur einem Teil der Patienten (für Vergleichsstudien) vorzuenthalten. Mehr noch: Das Goldstandard-Medikament wird zur Meßlatte für jedes nachfolgende Medikament. Die grundlegende Frage, wie eine neue Pille eigentlich im Vergleich zu einem Scheinmedikament abschneidet, wird nicht mehr beantwortet.

Es müssen außergewöhnliche Umstände zusammenkommen, um ein unsicheres Medikament wieder vom Markt zu kriegen. Das zeigt das Beispiel des Rheumamittels Vioxx: Ärzte warnten schon lange vor gefährlichen

Dogmen prägen die Medizin

Nebenwirkungen, dennoch blieb das Produkt jahrelang auf dem Markt. Nur weil der Hersteller es für eine weitere Indikation (Schutz vor Dickdarmpolypen) auf den Markt bringen wollte, musste das Mittel sich noch einmal mit einer Placebo-Behandlung vergleichen lassen. Und siehe da: Das scheinbar so bewährte Rheumamittel erhöhte der Studie zufolge das Risiko für Herzinfarkt und Schlaganfall – im Herbst 2004 wurde Vioxx vom Markt genommen.[20]

Die Rücknahme eines zweifelhaften Medikaments ist die große Ausnahme. Pharmafirmen und Ärzte scheuen vor dem öffentlichen Eingeständnis zurück, sie hätten Menschen unsinnige Prozeduren und Pillen verabreicht. Ulrich Abel und Jürgen Windeler nennen vier Gründe, warum in der Medizin neue Erkenntnisse besonders hartnäckig bekämpft werden:[21]

— Ziehen negative Forschungsresultate gängige medizinische Maßnahmen in Zweifel, werden sie von Ärzten als Angriff und Bedrohung wahrgenommen. Die neuen Erkenntnisse könnten das Erlernen neuer Methoden und Grundlagen erfordern und sind deshalb unbequem.

— Offenbaren die Resultate die Überlegenheit eines neuen Verfahrens, so fällt gerade ärztlichen Koryphäen das Eingeständnis schwer, auf dem eigenen Gebiet von Konkurrenten überflügelt worden zu sein.

— Legen die Ergebnisse nahe, dass die bisherigen Bemühungen unnütz waren, dann blamiert das ihre Anhänger, beschädigt das im Medizinbetrieb so wichtige Prestige und stellt die ärztliche Autorität in Frage. Das Eingeständnis, dass das Handeln auf einem Vorurteil fußte und dem Patienten in Wahrheit gar nichts ge-

bracht hat, würde nur zu Selbstzweifeln und Gewissensbissen führen.
— Die negativen Daten bedrohen womöglich die wirtschaftlichen Interessen der Hersteller und Anwender der fragwürdigen diagnostischen Tests, Arzneimittel oder Therapien.

Ein tragisches Beispiel für den letztgenannten Punkt ist das Schlafmittel Contergan aus dem Hause Grünenthal, einer deutschen Pharmafirma. In einem frühen Stadium der Schwangerschaft verursachte das Medikament schwerste Missbildungen. Von 1958 bis 1961 kamen weltweit etwa 10 000 Kinder mit verstümmelten Gliedmaßen auf die Welt. Über Jahre hinweg, in denen immer mehr behinderte Kinder geboren wurden, ignorierte der Hersteller Warnungen und Nachfragen von Ärzten. Noch am Schluss drohte die Firma der nordrhein-westfälischen Gesundheitsbehörde mit einer Schadenersatzklage, sollte Contergan verboten werden. Erst ein Beitrag in der *Welt am Sonntag* am 26. November 1961 brachte Grünenthal dazu, Contergan am Tag darauf aus dem Handel zu nehmen.[22]

Bis heute werden die Verkünder unbequemer Wahrheiten in der Medizin gezielt diskreditiert. Nachdem zwei Angehörige des Instituts für Allgemeinmedizin des Universitätsklinikums Hamburg-Eppendorf sich in einem *Spiegel*-Artikel kritisch über drei gängige Alzheimer-Medikamente geäußert hatten, stellte ein Psychiatrie-Professor des Universitätsklinikums Frankfurt in einem Leserbrief ihre Kompetenz in Frage: Der eine Kritiker sei von Hause aus Psychologe, der andere Physiker, und deshalb dürften die beiden gar nicht sagen, dass sie ihrer eigenen Großmutter die Pillen nicht geben würden, »da sie weder über die

Dogmen prägen die Medizin

Herumdoktern wie gehabt

Goldene Regeln, wie man als Arzt an überkommenen und irrigen Heilversuchen festhalten kann, hat das *British Medical Journal* veröffentlicht.[23]

– Zeige keinerlei Beachtung
Engagiere dich so stark in deiner Praxis, dass du keine Zeit hast, zu lesen, Kongresse zu besuchen, dein eigenes Handeln als Arzt zu verstehen, geschweige denn das Handeln deiner Kollegen zu verfolgen.

– Attackiere die Daten
Erstens: Ziehe die Quelle in Zweifel. Keiner erwartet allen Ernstes von dir, Informationen zu glauben, die von außerhalb deines Fachgebiets oder deiner geographischen Region kommen.
Zweitens: Stelle die Korrektheit in Frage. In jeder Studie lässt sich eine kleine Ungenauigkeit finden, und dann greift folgender rhetorischer Trick: Wenn auch nur ein Aspekt nicht perfekt ist, muss ja wohl die gesamte Aussage der Studie falsch sein.
Drittens: Bezweifele, ob die Daten überhaupt auf deinen einzigartigen Patientenstamm und dein einmaliges ärztliches Handeln anwendbar sind. Das hilft besonders dann weiter, wenn Daten aus großen klinischen Studien deinem persönlichen Eindruck von deinen wenigen Patienten widersprechen.

– Bring Anwälte ins Spiel
Argumentiere, du würdest verklagt, falls du die neue Therapie anwenden und die alte einfach fallen lassen würdest

– Schiebe es auf die Patienten
Behaupte, du selbst würdest ja gerne deine Methoden ändern, aber deine Patienten forderten die alten. Dann wird jeder verstehen, warum du immer noch einmal im Monat Vitamin B-12 gegen Blutarmut spritzt und bei Schnupfen Antibiotika verabreichst.

– Lass den Arzt raushängen
Hat ein Mitarbeiter einer Krankenkasse, ein Apotheker oder eine Krankenschwester eine Anregung oder zeigt dir ein Patient Informationsmaterial aus dem Internet, dann ignoriere alles und frage lieber: »Wann haben Sie eigentlich Ihr Medizinstudium abgeschlossen?«

– Weise alles zurück
Wenn du mit neuen Erkenntnissen konfrontiert wirst, sage jenen Satz, der auch bei ärztlichen Fortbildungen so häufig gemurmelt wird: »Selbst wenn das stimmt, würde ich es nicht glauben.«

ärztliche Approbation noch über entsprechende eigene klinische Erfahrung« verfügten.

Das klingt dünkelhaft und geht am Thema vorbei. Die Ausbildung und der Werdegang der beiden Forscher sind nicht entscheidend. Ihre schriftlich vorgebrachten Argumente sprechen letztlich für sich. Das Peinliche an dem Protest: Der Physiker und der Psychologe haben ihre Alzheimer-Kritik zusammen mit zwei anderen geschrieben – mit einer Ärztin und einem Arzt.

Wie urteilte doch der englische Arzt Iain Chalmers über die Kritikfähigkeit seiner Profession? »Wenn uns die Ergebnisse nicht passen, sind die Wissenschaftler inkompetent, unehrlich oder Faschisten.«[24]

Ihr Umgang mit unliebsamen Befunden zeigt, wie weit die Medizin entfernt ist von jenem Idealbild der Wissenschaft, das der Philosoph Karl Popper entworfen hat: Es gehe eben nicht darum, mahnte er, an lieb gewonnenen Vorstellungen dogmatisch fest zu halten: »Die Forschung sucht nicht, sie zu verteidigen, sie will nicht Recht behalten.«

Traue keiner klinischen Studie, die Du nicht selber verdreht hast

Jedes Jahr erscheinen weltweit in 25 000 medizinischen Fachzeitschriften schätzungsweise zwei Millionen Aufsätze. Erstaunlicherweise generiert die Forschungsmaschinerie noch viel mehr Daten – von denen wir aber kein Sterbenswörtchen erfahren. Fünfzig bis siebzig Prozent aller Studienergebnisse werden der Öffentlichkeit niemals mitgeteilt, meistens werden negative und nachteilige Daten unterschlagen.[25]

Das Verschweigen bestimmter Befunde (»Datenselektion«) leistet ebenfalls medizinischen Irrtümern Vorschub. Beispielsweise ist es dadurch zu einer falschen Einschätzung bestimmter Psychopharmaka gekommen, so genannter Serotonin-Wiederaufnahmehemmer. Allein die Jahresumsätze der Substanz Paroxetin (Paxil) liegen im Milliardenbereich. Die veröffentlichten Studien ließen den Eindruck aufkommen, die Mittel seien auch für depressive Kinder hilfreich. Doch dann gelang es britischen Forschern, auch in unveröffentlichte Industrie-Daten Einblick zu nehmen. Plötzlich ergab sich ein ganz anderes Bild: Die Psychopharmaka verbessern das Leiden der Kinder demnach nicht, sondern erhöhen sogar das Risiko für Selbstmord leicht. »Das Nicht-Veröffentlichen von Versuchsreihen, egal aus welchen Gründen, oder das Auslassen wichtiger Daten aus unveröffentlichten Versuchsreihen kann zu irrigen Therapieempfehlungen führen«, schreiben die Wissenschaftler und fordern eine »größere Offenheit und Transparenz« der klinischen Forschung.[26]

Ein Bauerntrick pharmazeutischer Studien ist es, das Vergleichsmedikament der Konkurrenz bewusst schlecht aussehen zu lassen: indem man es den nichts ahnenden Testpersonen entweder in zu niedriger oder in zu hoher Dosis verabreicht.[27] Das Rheumamittel Nabumeton beispielsweise trat in Vergleichsstudien gegen die altbewährte Acetylsalicylsäure an, den Wirkstoff in Aspirin. Allerdings bekamen die Probanden jeden Tag 3,6 Gramm Acetylsalicylsäure – eine ungewöhnlich große Portion. »Diese überhöhte Dosis eines Medikamentes, welches bekanntermaßen immer Nebenwirkungen produziert«, sagt der Rheumatologe Peter Wagener, »ist eigentlich nur zu verstehen – medizinisch aber nicht zu rechtfertigen –, wenn man die Absicht der Erzeugung von Nebenwirkungen unterstellt.«[28]

Trotz scheinbar überzeugender Studienergebnisse wurde Nabumeton in Deutschland übrigens ein Flop. Das Rheumamittel kam zu einem denkbar ungünstigen Zeitpunkt auf den Markt: als deutsche Ärzte intramuskuläre Injektion als gesonderte Leistung abrechnen konnten. In vielen Praxen standen seinerzeit frühmorgens chronisch kranke Patienten Schlange, um sich abrechnungsbedingte Injektionen abzuholen. Die Verschreibung des Nabumetons, das geschluckt werden muss, hätte dieses Geschäft nur gestört.

Auch durch die Auswahl der Teilnehmer klinischer Studien kann man falsche Wahrheiten in die Welt setzen. Neue Arzneien und Eingriffe werden oftmals gezielt an vergleichsweise jungen und fitten Testpersonen ausprobiert – weil unter ihnen nicht so viele Nebenwirkungen zu erwarten sind. In Studien von Mitteln gegen Entzündungen sind nur 2,1 Prozent der Testpersonen älter als 65 Jahre, berichtet das *Canadian Medical Association Journal*, obwohl alte Menschen zu den häufigsten Anwendern zählen. Das Alzheimer-Mittel Donepezil wiederum sei in einer Studie nicht etwa an hochbetagten Menschen getestet worden, sondern an Personen, die mit 65 bis 74 Jahren jünger waren als viele Demenzkranke und überdies keine weiteren Gebrechen hatten.[29]

Die Geschichte des medizinischen Irrtums mahnt zu gesunder Skepsis. Viele Fakten der heutigen Medizin werden sich noch in Vermutungen verwandeln und diese in Irrtümer.

Kapitel 3
Viel hilft nicht viel

Wie das Wachstum der Medizin zu Schäden führen kann

Der medizinisch-industrielle Komplex wächst in wohlhabenden Ländern schneller als deren Wirtschaftskraft. Denn das System orientiert sich nicht an Verbrauchern, sondern an Ärzten – und denen fällt eine doppelte Rolle zu. Sie bieten medizinische Leistungen an und steuern zugleich die Nachfrage danach. Die Zahl der Rückenoperationen etwa steigt linear mit der Zahl der verfügbaren Rückenchirurgen.[1] Wie viele Menschen ins Krankenhaus eingewiesen werden, sagt Gesundheitsforscher Christian Köck aus Witten/Herdecke, hängt direkt ab von der Zahl der zu füllenden Krankenhausbetten.

Im Universitätsklinikum Freiburg wurde die wirtschaftlich begründete Inanspruchnahme medizinischer Leistungen sogar in Dienstanweisungen angeordnet. Das legen interne Schreiben nahe, die sich an alle »Mitarbeiter der Abteilung Allgemeine Chirurgie mit Poliklinik« richteten und von einem leitenden Oberarzt, Professor Günther Ruf, und einem anderen Arzt gezeichnet waren. Das Protokoll einer Dienstbesprechung wies die Stationsärzte unter Punkt 1 an: »Prof. Ruf: Die Belegung in der Chirurgischen Klinik ist seit zwei Wochen rückläufig und liegt unter 80 Prozent. Ab sofort soll jeder Patient einen Tag länger dabehalten werden.« In einem späteren Protokoll hieß es: »Prof. Dr. Ruf berichtet über den derzeitigen Stand der Bettenbelegung auf den einzelnen Stationen. Danach beläuft sich die Belegung auf 80 %. Die Stationsärzte werden angehalten, die Patientenliegezeit wenn möglich zu verlängern und für eine höhere Belegungsrate zu sorgen.«[2]

Induzierte Nachfrage nennen Ökonomen das Phänomen, mit dem Mediziner ihre Einkünfte wahren und mehren. Als die Zahl der Geburten in den USA zwischen 1970 und 1982 um mehr als 13 Prozent sank, steuerten Geburtshelfer gezielt gegen und führten verstärkt Kaiserschnitte durch. Für die konnten sie höhere Honorare einstreichen als für normale Geburten.[3] Das ökonomisch begründete Verschwinden des natürlichen Kinderkriegens schreitet auch in Deutschland voran: Während die Zahl der Geburten hierzulande sinkt, steigt der Anteil der Kaiserschnittgeburten unaufhörlich. Mittlerweile werden 23 Prozent aller Kinder in Deutschland per Schnittgeburt geholt – einen Wert von 15 Prozent hält die WHO für medizinisch angemessen.[4]

Die beliebige Ausweitung medizinischer Angebote ist vielerorts in den reichen Ländern zu betrachten. 1970 gaben 18 Industrienationen durchschnittlich 5,2 Prozent ihres Bruttosozialprodukts für das Gesundheitswesen aus, im Jahre 2001 war der Anteil auf 8,9 Prozent gestiegen. In Deutschland sind die Kosten auf groteske Weise eskaliert. Die Ausgaben für Medikamente, Konsultationen und Operationen beliefen sich 1960 im Westen auf 19 Milliarden Mark. Vier Jahrzehnte später waren sie in der wiedervereinigten Republik auf 458 Milliarden Mark (234,2 Milliarden Euro) gestiegen. Und praktizierten 1960 im Westen 113 000 Ärzte, so bevölkern mittlerweile mehr als 300 000 von ihnen Deutschland.

Diese Explosion der Ausgaben ist mit der Alterung der Bevölkerung nicht zu erklären, zumal da die Babyboomer erst in die Jahre kommen werden. Vielmehr erinnert sie an ein Bonmot Mark Twains: »Als wir das Ziel aus den Augen verloren, verdoppelten wir die Anstrengungen.«

Neben Deutschland geben auch die Schweiz und die Vereinigten Staaten bereits mehr als zehn Prozent der Einkünfte für das Krankenwesen aus, beim Spitzenreiter USA reichte der Wert im Jahre 2001 an unfassliche 15 Prozent heran. Das nicht enden wollende Wachstum rechtfertigen Ärztefunktionäre und Pharmamitarbeiter gerne mit den Triumphen der Medizin. Niemand bestreitet den großartigen Nutzen der Transplantationschirurgie und der Unfallmedizin. Lungen-, Blut- und Gehirnhautentzündungen verliefen früher meist tödlich und werden heute fast immer geheilt.

Doch diese Errungenschaften täuschen darüber hinweg, wie gering der Einfluss der Medizin auf die Volksgesundheit war. Einen ungleich größeren Segen brachte die allgemeine Verbesserung der Lebensumstände des Menschen. Der britische Sozialmediziner Thomas McKeown studierte historische Sterberegister aus Wales und England und entdeckte: Die Sterblichkeit an vielen Krankheiten, darunter Cholera, Typhus, Tuberkulose, Masern, Scharlach oder Keuchhusten, ging bereits im 19. Jahrhundert kontinuierlich zurück – lange bevor der Seuchenerreger identifiziert und ein Medikament gegen ihn verfügbar war. Am Beispiel der Tuberkulose hat McKeown errechnet: Ungefähr 92 Prozent ihres Rückgangs wurden bewirkt durch verbesserte Lebensverhältnisse, acht Prozent durch die Verfügbarkeit von Antibiotika.

»Die moderne Medizin ist nicht annähernd so wirkungsvoll«, befand McKeown, »wie die meisten Menschen glauben.«[5] Der aus Frankreich stammende Mikrobiologe René Dubos war ein Pionier der Antibiotika-Forschung. Sein Urteil: »Die Einführung von preiswerter Baumwollunterwäsche, die sich einfach waschen lässt, und von durchsichtigem Glas, das Licht in die bescheidenste Behausung brachte, trug mehr zur Eindämmung von Entzündungen bei als die ganzen Medikamente und Therapien.«[6] Die Hervorbringungen der modernen Medizin – Pillen, Intensivstationen, Hightech-Messgeräte – bestimmen das Gesundheitsniveau eines Volkes lediglich zu zehn Prozent.[7]

Je größer der Aufwand, desto kleiner der Ertrag

Die magere Ausbeute lässt sich nicht steigern, indem man einfach mehr Geld in das Gesundheitssystem pumpt. Es gilt das Gesetz des abnehmenden Grenznutzens: Immer höhere Investitionen erbringen immer kleinere Erträge. Von einem gewissen Punkt an wird zusätzliches Wachstum keinen zusätzlichen Nutzen bringen. Die teuren Gesundheitssysteme in den USA und Deutschland könnten über diesen Punkt schon hinaus sein: Ungezieltes Wachstum produziert sinnlose Behandlungen und überflüssige Medi-

Abb. 2: Atem-Tuberkulose

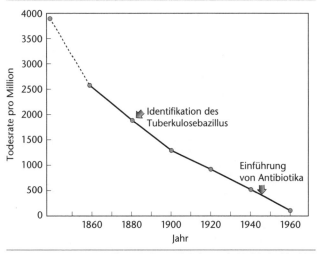

Thomas McKeown: Die Bedeutung der Medizin. Frankfurt 1982

kationen – der Nutzen der Medizin kann unterm Strich sogar kleiner werden.

Im Vergleich zu den meisten anderen Industriestaaten investiert Deutschland im Durchschnitt ein Drittel mehr Geld in das Gesundheitssystem.[8] Pro Einwohner sind es jährlich 2283,48 Euro, im Durchschnitt der anderen sind es 1757,34 Euro. Einen Zugewinn an Gesundheit hat das Land seinen Bürgern damit nicht erkauft: Bei fast allen Kennzahlen zur Gesundheit liegt Deutschland bloß im Mittelfeld. Die Lebenserwartung eines neugeborenen Mädchens in Deutschland liegt bei 80,7 Jahren, in Japan indes sind es 84,6 Jahre, und das obwohl dort deutlich weniger für Krankheitskosten ausgegeben wird.

Abb. 3: Abnehmender Grenznutzen in der Medizin

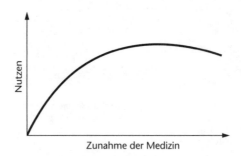

Anfangs führen Investitionen zu einem erheblichen Nutzen (als ob in einem Dorf der erste Arzt eine Praxis eröffnete). Zusätzliche Investitionen erbringen jedoch einen immer kleineren Nutzen (die 1000ste Arztpraxis eröffnet im Dorf). Irgendwann wird die Kurve flach (kein weiterer Nutzen) und fällt sogar ab: Das Ausufern der Medizin führt zu Schäden.

Quelle: Fisher, Elliott und Welch, Gilbert: Avoiding the Unintended Consequences of Groth in Medical Care. In: Jama 281, 1999, S. 446–453

Des Guten zuviel

Der abnehmende Grenznutzen der Medizin lässt sich ablesen, wenn man die nordamerikanischen Nachbarn USA und Kanada miteinander vergleicht. Leslie Roos von der University of Manitoba in Winnipeg ermittelte die Sterblichkeit nach chirurgischen Eingriffen in der kanadischen Provinz Manitoba und in den US-Bundesstaaten Neuenglands, wo deutlich mehr Geld in das Gesundheitssystem fließt.[9] Dazu recherchierte Roos, wie viele der Patienten einen Monat, ein Jahr und drei Jahre nach dem Eingriff noch am Leben waren. Ergebnis: Bei Operationen, die mit einem niedrigen bis mittleren Risiko verbunden sind, ist die Sterblichkeitsrate in Manitoba durchweg geringer als in Neuengland. Bei aufwendigen und gefährlichen Eingriffen bewirkt die High-Tech-Chirurgie in den USA zwar eine höhere Überlebensrate; allerdings gilt das nur für die ersten dreißig Tage nach der Operation – auf längere Zeit gingen die Unterschiede verloren. Die höheren Ausgaben der USA waren also nicht effizient eingesetzt und führten deshalb mitnichten zu einer besseren Medizin.

Kult um die Krankheit

Viele amerikanische Krankenkassen bezahlen die meisten und die modernsten Behandlungen. Allerdings schwanken die Gesundheitsausgaben von Region zu Region enorm. Aus diesem Grund können Forscher in den USA eines trefflich studieren: Sind Menschen, die nahezu alle Hervorbringungen der modernen Medizin erhalten, tatsächlich besser dran als jene, die sich mit deutlich weniger begnügen müssen?

Ein Freilandlaboratorium der megamodernen Medizin liegt im New Yorker Stadtteil Manhattan. Hier werden pro Person 10 550 Dollar für Gesundheitsversorgung ausgegeben, in der Großstadt Portland (US-Bundesstaat Oregon) sind es mit 4823 Dollar nicht einmal die Hälfte. Geht nun ein Einwohner Manhattans mit 65 in Rente und lebt noch 18 Jahre als Pensionär, so darf er sich im Vergleich zum Altersgenossen in Portland über eine zusätzliche Summe von mehr als 100 000 Dollar freuen, die man in diesem Zeitraum in seine Gesundheit investiert.

Höhere Preise oder unterschiedliches Krankheitsaufkommen erklären diesen Unterschied nicht, haben Gesundheitsforscher herausgefunden. Die Versicherten in

Manhattan gingen vielmehr doppelt so häufig zum Arzt und verbrachten mehr als doppelt so viel ihrer Zeit in Krankenhäusern als ihre Landsleute in Portland. Für die Einwohner Manhattans war die Wahrscheinlichkeit dreimal erhöht, in ihren letzten sechs Lebensmonaten eine Woche oder länger auf der Intensivstation zu liegen.[10]

Ein wohl noch innigeres Verhältnis zur Medizin als New Yorker Großstadtpatienten pflegen Einwohner Floridas. Die Sonnenstaatler geben im Durchschnitt mehr als 16 Prozent ihrer Einkünfte für Gesundheit aus, manche von ihnen leisten sich für jeden Körperteil einen eigenen Doktor. »Wenn wir unsere Praxis über Mittag nicht abschließen, stürmen die Patienten hinein und warten im Dunkeln«, sagt Jeffrey Miller, Urologe in Boca Raton. »Dabei sind viele von ihnen nicht mal ernsthaft krank – von medizinischen Notfällen ganz zu schweigen. Arztbesuche sind hier einfach ein Teil der Kultur geworden.«[11]

Dass der Kult um die Medizin das irdische Dasein verlängert, ist eine Illusion. Denn die Lebenserwartungen in Manhattan und Florida liegen keineswegs höher als in Portland und den anderen Landstrichen Amerikas, in denen wesentlich weniger Geld für die Gesundheitsversorgung ausgegeben wird. Eher das Gegenteil scheint der Fall zu sein, haben Forscher um Elliott Fisher von der Dartmouth Medical School im US-Bundesstaat New Hampshire herausgefunden. Die Gesundheitsforscher untersuchten die Krankengeschichten von Patienten mit gebrochenen Hüften, Darmkrebs oder Herzinfarkt: In jenen Regionen, in denen die Behandlungskosten um sechzig Prozent unter dem nationalen Höchstwert lagen, lebten die Patienten länger.[12]

Der Befund ist ein weiterer Hinweis darauf, dass der

Nutzen der Medizin von einer bestimmten Intensität an umschlagen kann: in Schaden. Mit seinem Kollegen Gilbert Welch hat Gesundheitsforscher Fisher ein Modell entwickelt. Es beschreibt, wie das Wachstum der Medizin Menschen krank machen kann.

Den Überlegungen zufolge haben Investitionen in den medizinisch-industriellen Komplex weit reichende Auswirkungen auf das System. Der Bau einer Frühchen-Station etwa werde unweigerlich beeinflussen, ob in der Zukunft völlig gesunde, aber vor dem errechneten Termin geborene Kinder in Brutkästen gesteckt werden. Ein zusätzlich eingestellter Kardiologe wird beeinflussen, wie oft in seinem Krankenhaus Menschen am Herzen untersucht werden. Das bloße Vorhandensein zusätzlicher Ressourcen verleitet Ärzte dazu, diese auch zu nutzen – und wenn es nur dazu dient, »auf Nummer sicher zu gehen«.[13]

Dieses Verhalten, mahnen Fisher und Welch, »ignoriere jedoch die Möglichkeit von Schäden«. Etliche Studien je-

Abb. 4: Wie ein Zuviel an Medizin krank machen kann

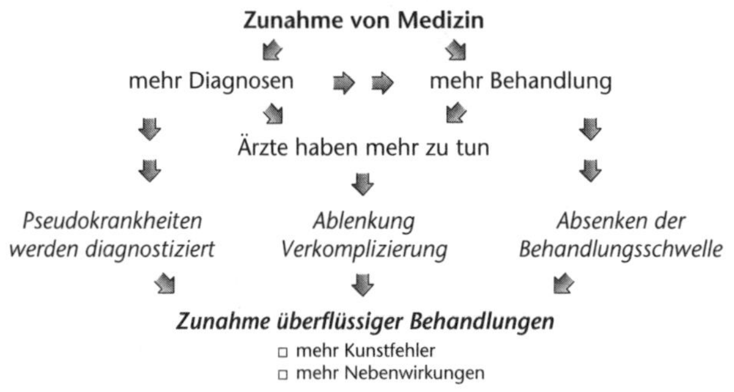

Zunahme von Medizin

mehr Diagnosen ➡ ➡ mehr Behandlung

Ärzte haben mehr zu tun

| Pseudokrankheiten werden diagnostiziert | Ablenkung Verkomplizierung | Absenken der Behandlungsschwelle |

Zunahme überflüssiger Behandlungen
- mehr Kunstfehler
- mehr Nebenwirkungen

Quelle: Fisher, Elliott und Welch, Gilbert: Avoiding the Unintended Consequences of Growth in Medical Care. In: Jama 281, 1999, S. 446–453

doch deuten darauf hin, dass welche eintreten: Die intensive Überwachung schwangerer Frauen etwa verbessert weder das Befinden der Mütter noch das ihrer Babys. Aber es erhöht die Zahl ungeplanter Arztbesuche und mehrt den unnötigen Einsatz Wehen hemmender Medikamente. Ein weiteres Beispiel für eine schädliche Therapie ist die Gabe so genannter Anti-Arrhythmika an Herzinfarktpatienten.[14]

Das Auftreten von Herz-Rhythmusstörungen nach einem Herzinfarkt geht mit einem erhöhten Risiko einher, am plötzlichen Herztod zu sterben. Mit bestimmten Medikamenten (Encainid und Flecainid) lassen sich diese Arrhythmien beherrschen, wie eine methodisch saubere Studie offenbart hat. Doch verringerte dieser Effekt tatsächlich auch das Sterberisiko? Schon Anfang der 80er Jahre zeigten Daten, dass dem so nicht ist. Allerdings wurden die Ergebnisse von pharmazeutischen Firmen nicht veröffentlicht. Erst 1989 konnte die so genannte CAST-Studie mit ihrem erschreckenden Ergebnis publiziert werden: Jene Patienten, welche die Anti-Arrhythmika erhalten hatten, starben häufiger den plötzlichen Herztod als die Patienten der Vergleichsgruppe, die Scheinmedikamente erhalten hatten – wie sich zeigte, verschlechterten die Mittel die Kontraktionsfähigkeit des Herzmuskels.[15]

Klinische Kollateralschäden werden in Fachartikeln mitunter kaschiert. So ergab eine Studie eine erhöhte Sterblichkeit unter Infarktpatienten, die invasiv mit Herzkathetern und Ballondilatationen behandelt wurden. In der Zusammenfassung des Artikels jedoch blieb der offenkundige Schaden unerwähnt: Die invasive Behandlungsstrategie habe keinen Vorteil gebracht, hieß es lapidar.[16]

Diagnosen sind die häufigsten Krankheiten

Das Bemerken eines Organs, etwa des Herzens oder der Lungen, spottete einst der Kölner Internist Rudolf Gross, könne schon die leichteste Form einer Störung darstellen.[17] Tatsächlich ist die Medizin so weit vorangeschritten, dass ein gesunder Mensch als nur noch nicht richtig untersucht gilt. Ein Viertel aller jungen Menschen hat Abnormitäten im Knie, ergibt die Inspektion mit Kernspintomographen; vorgewölbte Bandscheiben finden sich in jedem zweiten beschwerdefreien Erwachsenen. Bereits im mittleren Lebensalter trägt ein jeder von uns frühe Krankheitsformen in sich. Viele, die sich gut fühlen, haben Anzeichen von Diabetes, Gefäßleiden, Hepatitis, Krebs und Erkrankungen des Herz-Kreislauf-Systems. Das bedeutet jedoch keinesfalls, dass diese Krankheiten jemals das Wohlbefinden einschränken werden. Einige der Leiden schreiten extrem langsam voran. Ehe die Symptome ausbrächen, sind die Menschen schon an einer anderen Ursache gestorben. Wieder andere Leiden entwickeln sich womöglich gar nicht weiter.[18]

In dem Maße, in dem die Diagnostik präziser wird, nimmt auch das Aufkommen an Krankheit zu. Die klassische klinische Untersuchung ergibt, dass 21 Prozent der Menschen Knoten in der Schilddrüse haben; der Ultraschall hingegen wird bei 67 Prozent der Untersuchten fündig. Die meist harmlosen Knoten werden häufig operativ entfernt, was jedoch in 90 Prozent der Fälle überflüssig ist.[19]

Eine weitere Möglichkeit, Krankheiten und Risiken in ihrer Verbreitung auszuweiten, ist das absichtliche Verschieben von Grenzwerten. Beispiel Cholesterin: Ändert

Viel hilft nicht viel

man den Wert von 240 Milligramm pro Deziliter Blut auf 200, so verwandelt man das halbe Volk in Risikopatienten. In Deutschland ist der »Nationalen Cholesterin-Initiative«, einem privaten Interessenverbund unterschiedlicher Lobbyverbände, dieser Streich im Jahre 1990 tatsächlich geglückt, indem sie einen Wert von 200 durchsetzte.[20] Die neue Definition ist so streng, dass die biologische Normalausstattung erwachsener Menschen zum Risikofaktor erklärt wird. »Wenn ein Kind einen Wert von 200 hat, ist das bedenklich«, sagt der in Köln praktizierende Arzt Walter Dresch. »Aber wenn ein 50-Jähriger einen Wert um 250 hat, dann ist das ein Idealwert.«[21]

Das Aufeinandertreffen immer präziserer Messverfahren und immer strengerer Grenzwerte entwickelt eine un-

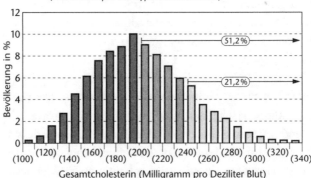

Abb. 5: Wie durch das Verschieben von Grenzwerten Krankheiten ausgeweitet werden
(Hier am Beispiel der Hypercholesterinämie)

Indem man 200 als zulässigen Grenzwert für das Gesamtcholesterin im Blut definiert, verwandelt man mehr als die Hälfte der erwachsenen Bevölkerung in Risikopatienten. Die Daten stammen aus den USA.

Quelle: Fisher, Elliott und Welch, Gilbert: Avoiding the Unintended Consequences of Groth in Medical Care. In: Jama 281, 1999, S. 446–453

Diagnosen sind die häufigsten Krankheiten

gekannte Dynamik: Eine Flut von Krankheitsfällen wird aufgespürt. Für Ärzte ist das ein sehr positives Feedback. Es zeigt ihnen, dass sich ihre Anstrengungen ja lohnen und bestärkt sie nur darin, die Diagnostik noch weiter zu treiben. Dadurch erschaffen sie einen neuen Typus von Leiden, so genannte Pseudo-Krankheiten. Damit bezeichnen Elliott Fisher und Gilbert Welch jene vielen Erkrankungen, die der Mensch im Laufe seines Lebens gar nicht gespürt hätte: entweder weil sie harmlos sind, oder er vorher an einer ganz anderen Erkrankung gestorben wäre. Die Betroffenen machen sich unnötige Sorgen, für sie wäre es besser, sie hätten niemals von der Diagnose erfahren.

Doch einmal diagnostiziert, werden Pseudo-Krankheiten staatliche Gesundheitssysteme vor das ethische und finanzielle Dilemma stellen, wer frühzeitig zu behandeln ist und wer nicht. Der Bevölkerungsanteil mit letztlich harmlosen Krankheitsanzeichen ist um ein Vielfaches größer als der Anteil jener Menschen, die tatsächlich erkranken werden und dereinst medizinischer Hilfe bedürfen. Leider verraten die Diagnosen (noch) nicht, wen es treffen wird. In Geweben vieler äußerlich gesunder Menschen entdecken Pathologen beispielsweise auffällig entartete Zellen (siehe Seite 110 ff.), aber nur die wenigsten werden je an Krebs erkranken.

Ärzte in der technisch orientierten Medizinmühle sind häufig blind für diese Vertracktheiten, sondern sie denken noch, sie machten große Fortschritte – weil die Überlebensraten besser werden. Das aber ist ein Trugschluss: Frühe Diagnosen führen allein aus statistischen Gründen zu verbesserten Überlebensraten. Die Überlebenszeit wird nämlich definitionsgemäß von der Diagnosestellung an bis zum Tod gezählt und durch einen vorverlegten Diagnosezeitpunkt unweigerlich länger. Auf diese Weise kann eine größer gewordene Überlebensrate einen Therapiefortschritt vorgaukeln, den es gar nicht gibt: Das Leben der Patienten wird gar nicht länger. Ärzte aber erkennen den Trugschluss vielfach nicht, sie sind stolz auf ihre scheinbar guten Ergebnisse und drehen das Karussell ihrer Apparatemedizin in immer schnellerer Fahrt.

Röntgenstrahlen im Überfluss

Röntgengeräte und Computertomografen stellen mittlerweile die größten Verursacher von Röntgenstrahlung dar und produzieren rund 14 Prozent der weltweiten Belastung. Spitzenreiter ist Japan mit fast 1500 Röntgenuntersuchungen pro 1000 Einwohner; an zweiter Stelle folgt Deutschland mit 1254 Durchleuchtungen. Der Röntgenboom fordert einen Preis, den allein die Patienten zu entrichten haben. Schätzungsweise 2000 Menschen erkranken Jahr für Jahr in Deutschland an einem Krebs, der durch Röntgenuntersuchungen ausgelöst wurde.[22] Leid und Tod handelt das den Menschen ein, doch ein erheblicher Teil müsste gar nicht sein. Experten wie die Radiologen Peter Herzog und Christina Rieger von der Universität München mahnen, bis zu einem Drittel aller Röntgenuntersuchungen seien medizinisch überflüssig.[23] Die führende Rolle deutscher Ärzte beim Bestrahlen von Patienten erklärt sich aus finanziellen Interessen. Rund 70 Prozent aller Durchleuchtungen werden nicht von Radiologen durchgeführt, sondern von niedergelassenen Ärzten anderer Fachrichtungen unternommen, die selbst eine Röntgenapparatur vorhalten. Viele dieser Doktoren betreiben unnötige »Selbstüberweisungen« ins eigene Röntgenlabor – zum Schaden ihrer Patienten wirtschaften sie in die eigene Tasche.[24]

Therapieren ohne Grenzen

Medizin macht nur selten nach der Diagnose halt, häufig geht sie dann erst richtig los. Einerseits trifft es Menschen mit chronischen Krankheiten, sie werden intensiver behandelt (was gut für sie sein kann). Zum anderen sinkt die Schwelle zur Behandlung: Zunehmend werden Menschen traktiert, deren Erkrankungen vergleichsweise milde ausgeprägt sind. »Wird die Bettenzahl auf der Intensivstation erhöht«, erklären Fisher und Welch, »dann sinkt die durchschnittliche Erkrankungsschwere derjenigen, die dort liegen.« Verdoppelt man die Zahl der Herzchirurgen in einem Krankenhaus, steigt die Rate bestimmter Bypass-Operationen um das Neunfache.

Eine amerikanische Untersuchung hat das Sinken der Behandlungsschwelle am Beispiel der Intensivmedizin für Neugeborene dokumentiert: In Gegenden, in denen viermal so viele Neonatologen arbeiten wie andernorts, liegen deutlich mehr Kinder in den Brutkästen. Allerdings sind viele von ihnen gar nicht ernstlich krank und profitieren deshalb auch nicht von der extrem teuren Fürsorge – es gibt keinen Unterschied in der Kindersterblichkeit. Der Arzt Kevin Grumbach von der University of California in San Francisco hält das Phänomen für ein Lehrstück, wie »ein marktorientiertes Gesundheitssystem ohne angemessene öffentliche Planung zu viel des Guten produziert«.[25]

Das Sicherheitsdenken vieler Menschen mag die Ausweitung der Medizin begünstigen. Allerdings wäre es verfehlt, ihnen das vorzuwerfen. Zum einen wird die jeweilige Behandlung letztlich ja vom Arzt herangetragen und durchgeführt, zum anderen sind die Patienten Teil des

Systems, das sie nicht zu verantworten haben: In unserem System schafft sich das Angebot seine eigene Nachfrage.

Jede medizinische Intervention birgt Risiken, doch für nur leicht erkrankte Menschen sind sie vergleichsweise groß. Der mögliche Nutzen durch eine Behandlung ist für sie gering, da sie auch ohne Therapieversuch eine recht gute Prognose haben. Etwaige Nebenwirkungen, Kunstfehler und Komplikationen aber tragen sie in vollem Umfang. Das Herabsetzen der Behandlungsschwelle führt überdies zum »tampering«, dem »Sich-zu-schaffen-Machen« an eigentlich gesunden Menschen.[26] Tampering geschieht immer dann, wenn Ärzte die zufällige Variation eines Messwerts oder eines Körperteils als Symptom einer Krankheit fehldeuten und daraufhin beginnen, am Patienten herumzudoktern. Besonders ältere Menschen sind bedroht. Die medizinischen Belästigungen können ihnen schwere Komplikationen bescheren und sie komplett aus der Bahn werfen.

Gefährliche Vielgeschäftigkeit

Die wachsende Technisierung der Medizin verkompliziert die Abläufe im Krankenhaus und bewirkt – über sich selbst verstärkende Prozesse –, dass Ärzte immer mehr zu tun haben. Gerade an Patienten mit chronischen Leiden wie Diabetes oder Herzschwäche ermitteln sie eine Fülle diagnostischer Daten, denen sie dann mehr Aufmerksamkeit schenken als den behandelten Menschen selbst. Die operative Hektik im Spital führt vielfach dazu, dass Ärzte abgelenkt werden und manchmal das Wichtige unterlassen, bei-

Gefährliche Vielgeschäftigkeit

spielsweise die Gabe blutverdünnender Medikamente nach einem Herzinfarkt. Das Wachstum der Medizin offeriert überdies unentwegt neue Behandlungsoptionen. Der Arzt läuft »zunehmend Gefahr, dass er den Wald vor lauter Bäumen nicht sieht«.[27]

Ihre Unüberschaubarkeit macht Kliniken, Kraftwerke moderner Medizin, anfällig für Störfälle. Der zunehmende Verwaltungsaufwand bewirkt, dass Ärzte neben ihrer eigentlichen Tätigkeit einen Papierkrieg führen müssen. Unleserliche Rezepte und schlampige Krankenakten führen ihrerseits jedes Jahr zu Tausenden von Pannen – mit dem Schreibstift richten manche Ärzte tatsächlich mehr Unheil an als mit dem Skalpell.[28]

Der texanische Kardiologe Ramachandra Kolluru beispielsweise hat einen 42 Jahre alten Patienten ins Jenseits gekrakelt. Die Hieroglyphe, die der Mediziner auf den Rezeptblock warf, sollte »Isordil« heißen; das ist eine Arznei gegen Herzschmerzen. Der Apotheker indes las »Plendil« und gab dem Herzkranken das Mittel gegen hohen Blutdruck mit auf den Weg. Der führte nicht mehr weit. Einen Tag nach der Einnahme streckte ein Infarkt den Mann nieder; wenig später war er tot.

Dass Kritzeleien beklemmend häufig zu kapitalen Fehlern führen, zeigt ein Bericht des amerikanischen Institute of Medicine. Demnach sterben jedes Jahr Tausende von US-Bürgern, weil sie falsche Medikamente erhalten. Handgeschriebene Rezepte, die keiner entziffern kann, gelten als eine der wichtigsten Fehlerquellen.

In Deutschland werden Rezepte zwar zunehmend per Computer ausgedruckt. Doch Striche, Punkte und Kringel auf Röntgenformularen und Krankenakten lassen mit-

Viel hilft nicht viel

unter auch hiesige Krankenpfleger, Ärzte und Patienten verzweifeln. In der Hektik des Tages verkommen Operationspläne durch immer neue handschriftliche Streichungen und Zusätze zu Schmierblättern. Die sehen dann so aus: Im Saal 3 eines deutschen Krankenhauses sollte offenbar einem Mann der Unterschenkel amputiert werden. Jedenfalls hatte ein Arzt auf den OP-Plan gekritzelt: »Us-Amp.« sowie das Männlichkeitssymbol. Weder Name noch Geburtsdatum des Patienten fanden Platz auf dem vollgekrakelten Stück Papier. Ebenso fehlte der Hinweis, ob denn nun der linke oder rechte Fuß abzuschneiden sei.

Rund 100 000 ambulante und stationäre Behandlungen führen die Angestellten eines großen Krankenhauses jedes Jahr durch, wobei eine jede aus zahlreichen Schritten besteht: Sterilisieren des OP-Bestecks, Narkotisieren des Patienten, der Eingriff selbst und die Nachsorge. Selbst wenn nur jeder 100ste Handgriff, nur jede 100ste Entscheidung falsch ist, addiert es sich zu einer imposanten Fehleranfälligkeit: Bei 100 Schritten liegt die Wahrscheinlichkeit, dass irgendetwas schief geht, rein rechnerisch bei 63 Prozent, bei 1000 Schritten liegt die Pannenwahrscheinlichkeit bei 99,9 Prozent.[29]

Je nach Erhebung werden 3,7 bis 16,6 Prozent aller Menschen, die ein Krankenhaus aufsuchen, Opfer eines »unerwünschten Ereignisses«. Besteigt man ein Flugzeug, liegt die Wahrscheinlichkeit, verletzt oder gar getötet zu werden, bei 1 zu 2 Millionen – betritt man ein Spital, liegt das Risiko bei 1 zu 200. In Deutschland, befürchtet der Allgemeine Patienten-Verband in Marburg, heißt das: Jedes Jahr werden bundesweit etwa 100 000 Menschen falsch behandelt, und 25 000 von ihnen sterben einen iatrogenen

(»durch den Arzt verursachten«) Tod. Der geringere Teil geht zurück auf Kunstfehler, der größere Teil passiert als Konsequenz systemischer Fehler, überflüssiger und ungerechtfertigter Prozeduren. »Krankenhäuser sind gefährliche Orte«, mahnt das *New England Journal of Medicine*, »vor allen Dingen, wenn du dort eigentlich gar nicht hingehörst.«[30]

Weniger ist mehr

Würden Gegenden wie Manhattan und Florida (»high spending regions«) ihre Gesundheitsausgaben auf ein vernünftiges Maß zurückfahren, sänken die Kosten um 30 Prozent.[31] Einer der größten Anbieter von Gesundheitsleistungen in den Vereinigten Staaten hat einen Schritt in diese Richtung gewagt und kürzte seinen Service sogar um mehr als die Hälfte. Die Zahl der Versicherten des Department of Veterans Affairs stieg von 2,6 auf 3,1 Millionen; die Zahl der Krankenhausbetten sank zur gleichen Zeit um 55 Prozent. Der beispiellose Einschnitt, barmten Bedenkenträger, werde das frühzeitige Ableben von Versicherten befördern. Schließlich litten viele von ihnen unter chronischen Krankheiten und waren älter als 65 Jahre. Es ist anders gekommen: An vier von neun untersuchten Krankheiten starben die Patienten statistisch gesehen keinen Tag früher – bei den anderen fünf untersuchten Leiden verbesserte sich die Überlebensrate sogar.[32]

Wäre es am Ende gar nicht so schlimm, wenn die Spitäler einfach mal geschlossen blieben? Im Frühjahr 2000 streikten in Israel Krankenhausärzte viele Wochen lang.

Viel hilft nicht viel

Hunderttausende von Untersuchungen fanden nicht statt, Zehntausende von Operationen wurden verschoben oder abgesagt. Die Notaufnahmen, Dialyseabteilungen, Krebsstationen und Abteilungen für Neonatalogie und Kinderheilkunde blieben geöffnet, ansonsten aber wurden die Menschen abgewiesen. Sie gingen wieder häufiger zum Familienarzt oder blieben zu Hause. Wie eine Umfrage unter den größten Bestattungsunternehmen ergab, hatte das Folgen: Die Todesrate in fast allen Landesteilen sank beträchtlich, es wurde seltener gestorben. Der Ärztestreik in Israel, so das *British Medical Journal*, war »für die Gesundheit womöglich gut«.[33]

Kapitel 4
Die Arztpraxis wird zum Supermarkt

Kommerz tritt an die Stelle von Barmherzigkeit

Wer bei Dr. Hans-Bernd Wiesener im Wartezimmer sitzt, muss in die Röhre schauen. Auf einem Bildschirm laufen ständig Filmchen, mit denen der Stuttgarter Frauenarzt seine weibliche Kundschaft zum Erwerb unterschiedlichster Prozeduren animieren will. Der Werbefeldzug ist ein voller Erfolg. Satte siebzig Prozent seiner zusätzlichen Einnahmen, sagt Wiesener, »werden über das Wartezimmer-TV ausgelöst«.[1]

Immer häufiger werden Menschen in ärztlichen Praxen so genannte individuelle Gesundheitsleistungen (IGeL) angeboten, die sie aus eigener Tasche bezahlen sollen. Mediziner betreiben das Geschäft so eifrig wie nie zuvor. Im Jahr 2004 hat fast jeder vierte Mensch, der eine Praxis betrat (16,6 Millionen), eine IGeL-Prozedur angeboten bekommen oder sich sogar zum Kauf überreden lassen – drei Jahre zuvor widerfuhr das nur knapp neun Prozent der Arztbesucher (6,4 Millionen).[2] Die Firma Bioscientia, ein bundesweit agierendes Laborunternehmen, berichtet, die

Nachfrage nach bestimmten IGeL-Produkten habe sich innerhalb eines Jahres verdoppelt.

Die in Deutschland eingeführte Praxisgebühr in Höhe von zehn Euro scheint das Geschäft zusätzlich anzuheizen. Der Umgang mit Geld in der Praxis werde zur Normalität, urteilt der Augsburger Marketing-Experte Gerhard Riegl – das könne beim IGeLn nur helfen. Insgesamt werden jedes Jahr bundesweit mehr als eine Milliarde Euro auf dem Selbstzahlermarkt umgesetzt. Etwa 30 000 bis 50 000 Euro kann eine Praxis zusätzlich einnehmen – besonders umtriebige IGeL-Verkäufer bringen es auf das Doppelte.

Aus Sicht der Käufer ist das Geld rausgeschmissen. Denn die allermeisten IGeL-Posten, da ist sich die Heilkunde sicher, taugen nichts. Die Prozeduren wurden gemeinsam von Vertretern der Ärzteschaft und der Krankenkassen geprüft und einvernehmlich als »medizinisch nicht notwendig« eingestuft. Zu den ganz wenigen Ausnahmen gehören etwa Impfungen für Fernreisen: Sie sind sinnvoll und werden nur deshalb nicht von den Kassen übernommen, weil Urlaube in exotischen Infektionsgebieten als privates Risiko der Versicherten gelten. Ansonsten aber stehe »IGeL«, sagt Johannes Köbberling, vormals Leiter des Zentrums für Innere Medizin der St.-Antonius-Kliniken in Wuppertal, für nichts anderes als »intransparentes Gemisch entbehrlicher Leistungen«. Die Angebote seien nicht nur fragwürdig, so der Professor, sondern »manche sogar schädlich«. Auch Jörg-Dietrich Hoppe, Präsident der Bundesärztekammer, sieht das Geschäftsgebaren niedergelassener Kollegen mit wachsender Sorge – und schilt einige von ihnen sogar »Abzocker«. Dass »Ärzte Patienten aus rein finanziellen Gründen zu

Behandlungen überreden«, so der angesehene Professor, sei »zutiefst unärztlich«.[3]

Doch viele niedergelassene Mediziner plagen solche Skrupel nicht. Wer beispielsweise die Praxisklinik Mönckeberg in der Hamburger Innenstadt betritt, bekommt am Tresen eine Preisliste mit IGeL-Produkten in die Hand gedrückt, darunter zweifelhafte Ultraschalluntersuchungen der Achselhöhlen und der Brüste für sechzig Euro. Patientinnen, die sich weigern, die feilgebotenen Angebote zu kaufen, sollen das nach Aufforderung der Arzthelferin schriftlich dokumentieren.[4]

Solche Unverhohlenheit wäre noch undenkbar gewesen, als Ärzte im März 1998 anfingen, mit dem IGeL-Konzept Geld zu machen. Knapp 80 sinnlose Dienste, darunter umweltmedizinische Wohnraumbegehungen oder Lungenfunktionsprüfungen an gesunden Menschen, hatte ein Mitarbeiter der Kassenärztlichen Bundesvereinigung damals ausgeheckt. Darunter finden sich auch einige kosmetische Prozeduren, die man nach eigenem Gusto in Anspruch nehmen mag oder nicht. Intern war schon damals klar, dass medizinisch gesehen niemand – außer niedergelassenen Ärzten – die IGeL-Produkte brauchte. Die IGeL seien medizinisch »nicht notwendig«, hieß es, sondern »ärztlich vertretbar« – eben um die Einkünfte geschäftstüchtiger Mediziner zu steigern. Seither verdienen Ärzte durchs »IGeLn« ein Zubrot zu jenen Honoraren, die sie bereits für richtige medizinische Leistungen aus den Beiträgen der Krankenversicherten erhalten.

Manche Mediziner denken sogar, sie hätten ein moralisches Recht auf die fragwürdige Einnahmequelle. Durch die Verdoppelung der Ärztezahl seien die Einkünfte vieler

Praxen schließlich gesunken. Es gehe in der Tat nicht nur um Medizin, sondern auch um den Erhalt von »Arbeitsplätzen«, räumte der im Sauerland praktizierende Wolfgang Wittwer bereits vor Jahren ein.[5] Eine Umfrage unter Medizinern ergab, dass 77 Prozent von ihnen IGeL-Angebote aus wirtschaftlichen Gründen für notwendig halten – Kommerz tritt an die Stelle von Mildtätigkeit. Bundesärztekammer-Präsident Hoppe beklagt, dass manche Ärzte medizinisch notwendige Behandlungen inzwischen sogar davon abhängig machten, ob ihre Patienten zusätzlich IGeL-Produkte kaufen.

»Der ärztliche Beruf ist jedoch kein Gewerbe«, steht in der ärztlichen Berufsordnung – aber wen schert das noch? Seit ihrer Erfindung vor einem knappen Jahrzehnt ist rund um die IGeL-Angebote eine eigene Industrie entstanden. Würde ein Arzt die Produkte mit Hinweisen wie »die Krankenkasse zahlt das nicht mehr« oder »die Kassen übernehmen ja immer weniger« anbieten, wäre das geflunkert. Denn von Anfang an war klar, dass die teils obskuren Angebote nicht zu Lasten der Solidarkasse gehen können, und das gilt natürlich auch für jene IGeL, die seither hinzuerfunden wurden, das subaquale Dampfbad etwa für 8,74 Euro.[6] Die Preise werden auf Grundlage der Gebührenordnung für Ärzte (GOÄ) errechnet und dann mit einem Steigerungsfaktor multipliziert, der sich nach dem Aufwand richtet. Die Mediziner sind Kaufleute genug, den Leuten nicht zu viel auf einmal andrehen zu wollen. »40 bis 50 Euro als gesamte IGeL-Ausgabe sind für viele o. k.«, rät der Frauenarzt Marcel Marquardt seinen Kollegen. Werde es teurer, dann »sinkt das Interesse rapide«.[7]

Die Summen läppern sich zu einem milliardenschweren

Markt, auf den immer mehr Anbieter drängen. Gerätehersteller und Geschäftsleute, pharmazeutische Firmen und Verkaufstrainer bedrängen niedergelassene Ärzte, sie mögen in ihrer Praxis doch IGeLn. »Zum Erhalt unserer wirtschaftlichen Unabhängigkeit« müssen wir »neue Quellen« erschließen, heißt es in einem Brief, den ein Mediziner namens Broichmann an Orthopäden verschickt.[8] Die ärztlichen Empfänger sollen dazu gebracht werden, ihren Patienten Nahrungsprodukte und Kosmetika anzudrehen – gegen Provision. Ohne größeren Aufwand, prophezeit Broichmann den angeschriebenen Orthopäden, können »Sie binnen erstaunlich wenigen Monaten ein auch für Sie mehr als interessantes monatliches Zusatzeinkommen erzielen« – was die fragwürdigen Produkte eigentlich in einer Arztpraxis verloren haben, wird nicht weiter erörtert.

Das Unternehmen Sanorell Pharma mit Sitz im badischen Bühl schreibt an niedergelassene Ärzte, das »aktive Vermarkten« von IGeL-Produkten werde »mehr und mehr ein wichtiger Bestandteil des Praxis-Geschehens«, und lädt zu einem »IGeL-Workshop«. In ihm werde den teilnehmenden Ärzten aufgezeigt, wie sie ihre Patienten von der »Selbstzahlerleistung ›Vitalisierung‹ überzeugen können«.[9] In einem »Abrechnungsleitfaden für den Arzt« wiederum erklärt die pharmazeutische Firma Kade/Besins, wie man hormonhaltige Gele an gesunde Männer vertickt. »Liegen die Laborwerte im Normbereich, kann dem Patienten der Vorschlag einer dann privat zu liquidierenden Behandlung unterbreitet werden.«[10]

Marketingtricks am Tresen

IGeL-Ärzte befinden sich aus vier Gründen in einer heiklen Lage. Einmal, sie wollen an ihren Patienten Maßnahmen durchführen, die nach sorgfältiger Prüfung nun einmal medizinisch nicht notwendig sind. Die Ärzteschaft selbst ist dafür im Gemeinsamen Bundesausschuss eingetreten, der über den Nutzen medizinischer Prozeduren befindet. Zweitens ist es ihnen – wie allen Medizinern – gesetzlich verboten, Werbung für ihre Dienste zu treiben (eben um Bürger vor Quacksalberei zu schützen). Drittens müssen sie es aus rechtlichen Gründen gleichwohl hinbekommen, die Kunden in ihrer Praxis so weit zu kriegen, eine Erklärung zu unterschreiben, die Patienten selbst hätten den Wunsch nach dem IGeL-Produkt geäußert. Und sollte viertens der Besucher in der Sprechstunde wirklich krank sein, muss der Arzt ihm helfen und darf ihm dafür gar kein privates Geld abnehmen. Paradoxe Folge: Ärzte drängen ihre IGeL-Produkte jenen Menschen auf, denen sie Gesundheit bescheinigen.

In der Praxis wird, der treuherzige Patient ahnt nichts, mit verteilten Rollen gespielt. In regelmäßigen Sitzungen unterweist der Arzt sein Personal darin, verkäuferisch zu wirken. Neben Plakaten, Broschüren und Wartezimmer-TV fällt es vor allem den Arzthelferinnen zu, die IGeL-Nachfrage zu schüren. In Seminaren (beispielsweise zum Thema »Verkaufen aus Sicht der Arzthelferinnen«) und Praxis-Besprechungen wird ihnen eingebläut, wie so etwas geht, ohne dass der betroffene Patient etwas merkt. Wenn ein Patient beispielsweise bei Dr. Graneis in Ostfildern anruft, um einen Termin für eine Blutabnahme abzusprechen, dann trifft er auf geschultes Personal. Arzthelferin Verena Fietkau bietet ihm systematisch weitere Laboruntersuchungen an, die er selber zahlen soll. Auch sobald jemand persönlich zur Praxistür hereinkommt, versucht Frau Fietkau, etwas zu verkaufen.[11]

Noch während das Personal die Versichertenkarte in Empfang nimmt, solle es die Patienten daraufhin scannen, ob sie »über ein hohes Chancenpotenzial« verfügen, empfiehlt die Personaltrainerin Theresia Wölker. Diese Leute »müssten somit häufiger und gezielter angesprochen werden«.[12]

Damit Arzthelferinnen erst gar kein schlechtes Gewissen überkommt, wenn sie leichtgläubigen Seniorinnen Vitaminspritzen und anderen Nonsens aufschwatzen, werden sie in aller Regel am IGeL-Umsatz finanziell beteiligt. »Nicht zuletzt dadurch gewinnen die Patienten den Eindruck, dass das IGeLn eine gute Sache ist, weil die gesamte Praxis in diesem Bereich an einem Strang zieht«, heißt es in einem einschlägigen Ratgeber.[13] Verena Fietkaus Chef in der Ostfilderner Praxis, der Arzt Rainer Graneis, bringt seine Arzthelferinnen auf Linie, indem er ihnen klar macht, dass sie durchs IGeLn den eigenen Arbeitsplatz sichern. Der jährliche Betriebsausflug wird ebenso aus der IGeL-Kasse bestritten wie gemeinsame Abendessen. Andere Doktoren spornen ihr Personal zum Verkaufen an, indem sie Gutscheine für Kinobesuche oder für die Tankstelle in Aussicht stellen.

Wenn die Patientin oder der Patient nach dieser Bearbeitung ins Untersuchungszimmer vorgelassen wird, darf der Arzt guter Dinge sein, dass das Gespräch tatsächlich auf die IGeL-Angebote kommt und er nur noch reagieren muss.

Die Arztpraxis wird zum Supermarkt

Falls nicht, schneidet er das heikle Thema halt selber an. Auf regelmäßig abgehaltenen Kongressen wird niedergelassenen Ärzten von der Körpersprache bis zur Wortwahl beigebracht, wie sie das Arzt-Patient-Gespräch am besten zum Verkaufen nutzen.

Willigt die Patientin oder der Patient ein, so ist es mit der ärztlichen Anteilnahme häufig ganz schnell vorbei. Die eigentliche Dienstleistung übernehmen zumeist Apparaturen, Laborfirmen und die Arzthelferinnen. Denn IGeL-Angebote sind bewusst so gehalten, dass die Zeit des Chefs so wenig wie möglich beansprucht wird und so viele Kunden wie möglich auf einmal in seiner Praxis bedient werden können. Das erklärt übrigens, warum sich beim Doktor hinter jeder Tür und hinter jedem Vorhang ein Mensch findet, der gerade irgendeine Anwendung bekommt.

Hinter einem Türchen könnte ein erwachsener Mensch sitzen, der mit einer Arzthelferin bunte Zahlenklötzchen sortiert und vorgelesene Worte wiederholt. Dieser »Braincheck«, der die Hirnleistung überprüfen soll, gilt als medizinisches Schelmenstück. Und würde tatsächlich ein älterer Versicherter einen Arzt aufsuchen, weil er fürchtet, einer beginnenden Demenz anheim gefallen zu sein, dann müsste er behandelt werden – ohne dass sein Arzt ihm dafür zusätzlich Geld abnimmt.

Bei der so genannten Lichttherapie werden die IGeL-Kunden wie die Hühner auf der Stange platziert, weil das Durchsatz und Verdienst erhöht. »Behandeln Sie bis zu vier Patienten gleichzeitig«, wirbt der Hersteller Davita für einen extrabreiten Leuchtkasten. Das ermögliche eine »deutliche Gewinnsteigerung in Praxen und Kliniken«. Die Lichtdusche soll Frauen mit prämenstruellem Syn-

Marketingtricks am Tresen

drom verkauft werden, einer Krankheit, die es nach Einschätzung der Europäischen Arzneimittelbehörde Emea in London überhaupt gar nicht gibt.[14] Auch Menschen mit »saisonal affektiver Störung« werden für zehn Euro pro Sitzung vor das Kunstlicht gesetzt. Das soll die Laune heben – im Zweifel die des Arztes, der die Anschaffungskosten für den Leuchtkasten (2556,98 Euro) bald eingespielt hat und dann Geld verdienen kann. Auch hier gilt: Sollte der Arzt bei einem Patienten tatsächlich eine Depression diagnostizieren, ist er verpflichtet, dem kranken Menschen mit richtiger Medizin zu helfen und muss ihn gegebenenfalls an einen Psychiater überweisen.

Seltsam sehen die Menschen aus, die beim Arzt mit einem Schlauch in den Nasenlöchern sitzen, Nasenbrillen sind das. Durch sie atmen die Leute entweder hochdosierten Sauerstoff oder eine angeblich speziell aufbereitete Version desselben und zahlen etwa 15 Euro für jede Viertelstunde. Außer einem Loch im Portemonnaie, einem Placeboeffekt vielleicht und spöttischen Blicken anderer Praxisbesucher dürfen die Nasenbrillenträger sich allerdings nichts erhoffen. Selbst stickige Wartezimmerluft enthält so viel Sauerstoff, dass die roten Blutkörperchen mit jedem Atemzug versorgt werden. Manche Apparaturen dürfen die IGeL-Kunden auch leihweise mit nach Hause nehmen. Ein mobiles Gerät zur Magnetfeldtherapie etwa wird Menschen an das schmerzende Fußgelenk gekettet – IGeL-Kunden auf Freigang.

Die Arztpraxis wird zum Supermarkt

Hinwendung zur Technik

Die meisten IGeL-Angebote (ohne die beim Zahnarzt) werden von Gynäkologen und Augenärzten unterbreitet, ergab eine Befragung der AOK unter 3000 Mitgliedern. Dann folgen Urologen, Orthopäden und Hautärzte. Der größte Verkaufsschlager war die Messung des Augeninnendrucks.[15] Dass diese Prozedur so erfolgreich vermarktet wurde, lag an einer Kampagne, die mit den Ängsten der Menschen spielte. Es geht um die »Grüner Star«-Aktion von Augenärzten. Das Leiden beruht auf einem erhöhten Augeninnendruck, der dauerhafte Schädigungen des Sehorgans bewirkt. Die Ärzte im zuständigen Bundesausschuss haben die Druckmessung als Kassenleistung zugelassen, wenn ein Verdacht für die Erkrankung gegeben ist. Die IGeL-Augenärzte aber wollten jeden Menschen, der ihre Praxis betritt, untersuchen.

Dazu hielten sie ihren Patienten, viele waren eigentlich nur zum Sehtest gekommen, ein furchteinflößendes Formular vor die Nase:

»Ich habe die umseitige Patienteninformation zur Früherkennung des Grünen Stars (Glaukom) gelesen und wurde darauf hingewiesen, dass trotz Beschwerdefreiheit eine Früherkennungsuntersuchung für alle Altersstufen empfehlenswert und ab dem 40. Lebensjahr ärztlich geboten ist, da ein nicht rechtzeitig erkanntes Glaukom einen bleibenden Schaden am Sehnerv verursacht und zur Erblindung führen kann.«

Blieben Patienten dennoch uneinsichtig, so wurden sie genötigt, per Unterschrift zu bekunden, dass sie die Prozedur nicht kaufen wollten. Erst nach Beschwerden empörter Patienten sowie Verbraucherschützer und Protesten in der Öffentlichkeit wurde die Kampagne abgeblasen.[16]

Ähnlicher Kritik sehen sich Gynäkologen ausgesetzt, in deren Branche das IGeLn besonders weit verbreitet ist. Besonders lukrativ ist die Bestimmung der Knochendichte, weil man die von einem bestimmten Alter an allen Frauen anbieten kann (siehe Seite 100 ff.). Claudia Schumann, selbst niedergelassene Frauenärztin, hat häufige IGeL-Leistungen bewertet:[17]

Für »nicht sinnvoll« hält Schumann die Bestimmung des Hormonspiegels. In den Wechseljahren sinkt die Produktion von Hormonen in den Eierstöcken. Diesen vollkommen normalen Vorgang kann man zwar messen, allerdings stellt sich die Frage: wozu? Denn der sinkende Hormonwert erlaubt keinerlei Aussage über das Befinden einer Frau und ist mitnichten eine Erkrankung, sondern Ausdruck einer natürlichen Lebensphase. Ohnehin lassen sich immer weniger Frauen künstliche Östrogene zuführen. Eine Reihe von Studien hat gezeigt, dass eine Hormonersatztherapie nicht nutzt, dafür aber das Risiko für Brustkrebs, Herzinfarkt oder etwa Schlaganfall *erhöht*. Die große WHI-Studie in den USA wurde sogar abgebrochen, um die Gesundheit derjenigen Frauen zu schützen, welche die Hormone schlucken mussten. Das Bundesinstitut für Arzneimittel und Medizinprodukte in Bonn hat die Hormonersatztherapie inzwischen zweimal eingeschränkt und empfiehlt allenfalls die niedrigste Dosis »für die kürzest mögliche Therapiedauer«.[18] Einige unverdrossene Frauenärzte können die Aufregung nicht verstehen. Auf einem Kongress in Wiesbaden erklärte beispielsweise der Berner Frauenarzt Martin Birkhäuser, die mögliche Gefährdung durch eine Hormonersatztherapie sei so schlimm nicht. Dazu verglich der Professor das vermeintliche Heilmittel allen Ernstes mit Zigaretten. Das Krebsrisiko durch künstliche Hormone sei doch viel geringer als das durch Tabakqualm.[19]

Ein weiterer Posten aus dem IGeL-Shop der Frauenmedizin ist der Ultraschall des Unterleibs, um etwaige Krebsgeschwüre frühzeitig zu erkennen. Allerdings gibt es überhaupt keine Belege dafür, erklärt Frauenärztin Schumann, dass eine routinemäßige Ultraschalluntersuchung (30 bis 80 Euro) zusätzlich zum etablierten Abtasten sinnvoll ist. Der Einsatz des Ultraschallgeräts wird von Ärzten möglicherweise nicht nur aus finanziellen Gründen propagiert – vielleicht sind einige von ihnen gar nicht mehr imstande, die medizinische Untersuchung ohne technisches Hilfsgerät durchzuführen.

Zur Früherkennung von Brustkrebs offerieren IGeL-Gynäkologen systematisch jungen Frauen einen Ultraschall oder auch eine Mammographie (mit Röntgenstrahlen). Ärztevertreter indes halten ein Mammographie-Screening allenfalls für Frauen über 50 Jahren für geboten, und die Krankenkassen bezahlen dies auch. Aber selbst der Nutzen dieses bundesweiten Früherkennungsprogramms ist umstritten (siehe Seite 113 ff.).

Schelmenstücke der Schulmedizin

Ärzte äußern sich gemeinhin abfällig über die Methoden von Heilpraktikern und jene Menschen, welche sie in Anspruch nehmen. Im Zeichen der Selbstzahler-Medizin ändert sich das. Auf der Suche nach neuen Einnahmequellen propagieren niedergelassene Ärzte auf einmal Verfahren, die bis vor kurzem noch abgetan wurden als wissenschaftlich nicht nachprüfbar. Ein Unterschied zu Heilpraktikern allerdings bleibt: Während Letztere sich stärker auf den Menschen konzentrieren, setzen die IGeL-Doktoren lieber auf Technik und Apparate.

Wahre Wundergeschichten erzählen Schulmediziner neuerdings von der Eigenblut-Behandlung. Gegen Geld wird dem Patienten Blut aus einer Vene entzogen, mit Licht bestrahlt oder mit Luft versetzt und zurück in den Körper verfrachtet. Durchblutungsstörungen und Entzündungen aller Art gelten als Indikation.

Bei der »hämatogenen Oxidationstherapie« wird der rote Lebenssaft mit Sauerstoff aufgeschäumt und dann an einem Brenner mit ultravioletten Strahlen vorbeigeschickt. Anschließend wird das flüssige Material zurück in eine Vene oder einfach nur ins Muskelfleisch gespritzt. Nicht viel anders die »Ultraviolettbestrahlung des Blutes«, bloß dass hier aufs Aufschäumen mit Sauerstoff verzichtet wird. Die dritte Methode im Bunde nennt sich »Ozontherapie«, die ihrerseits verschiedene Spielarten kennt: Bei der so genannten großen Eigenblutbehandlung werden 50 bis 100 Milliliter Blut abgezapft und mit dem Oxidations- und Bleichmittel Ozon versetzt. Zurück im Körper soll das im Reagenzglas aufgemöbelte Blut den Zellstoffwechsel aktivieren. Sagenhaft gut ist die angebliche Verträglichkeit: Die Verfahren sollen kaum Nebenwirkungen haben und nur die krankhaften Zustände behandeln. Ist das Hokuspokus – oder Heilmethode?

Der Gemeinsame Bundesausschuss der Krankenkassen und Ärzte ist der Frage gründlich nachgegangen.[20] Trotz

Die Arztpraxis wird zum Supermarkt

intensiver Recherche waren keine Belege für die Wirksamkeit der Methode zu ermitteln. Alte Studien waren qualitativ schlecht und zeigten überdies noch nicht einmal einen positiven Effekt; neuere Arbeiten wurden seit zehn Jahren nicht mehr veröffentlicht. Auch die Nebenwirkungen der neuerdings so beliebten Eigenblut-Prozeduren wurden niemals systematisch ergründet. Allerdings wurden immer wieder Fälle bekannt, sagt die Ärztin Barbara Burkhard vom Medizinischen Dienst, in denen die Selbstzahler durch eine Blutbehandlung mit Hepatitisviren angesteckt wurden.

Die Folgen der IGeL-Medizin reichen weit. Weil es sich besser rechnet, werden die IGeL-Behandlungen meistens von Apparaturen und Maschinen ausgeführt. Deshalb verstärkt das Geschäft mit den Selbstzahlern die ungute Hinwendung zur Apparate-Medizin. Ein Mensch, der an einem trüben Novembertag niedergeschlagen zum Arzt geht, findet nicht etwa ein offenes Ohr, nein, er wird in einem abgetrennten Raum vor ein Kunstlicht gesetzt.

Nicht nur, dass arglose Praxisbesucher unter dem Deckmantel der Hochschulmedizin finanziell erleichtert werden – auch die Solidarkasse wird angezapft. Ein Beispiel ist die gezielte Vermarktung von Testosteron-Gelen an Gesunde: Wenn ein Arzt das Präparat einem Mann mit normalen Hormonwerten als IGeL-Produkt verkauft, verwandelt er ihn in einen Risikopatienten. Das künstlich zugegebene Testosteron kann nämlich dazu führen, dass ein schlafender Prostatakrebs zum bösartigen Wachstum erweckt wird. Deshalb muss jeder Testosteron-Konsument sich alle paar Monate beim Urologen vorstellen. Der tastet dann mit seinem Zeigefinger vom Anus her, ob die Drüse krankhaft vergrößert ist. Die nicht nur von Hamburger Urologen »kleine Hafenrundfahrt« genannte Prozedur wird aus den Beiträgen der Solidarkasse bestritten.

Gravierender noch ist der Vertrauensverlust zwischen IGeL-Arzt und den Menschen, die sich ohne Arg an ihn wenden. Wenn das gesamte Personal einer Praxis darin geschult wurde, gezielt Selbstzahlerprodukte anzubieten, wenn die Arzthelferinnen direkt am IGeL-Umsatz beteiligt sind, dann können Patienten sich nicht sicher sein, ob der Rat des Arztes redlich ist. Tatsächlich beschäftigt das Gebaren niedergelassener Ärzte mittlerweile Verbraucherschützer. Ein Beispiel ist Früherkennung von Prostatakrebs durch den so genannten PSA-Test: Ehrlicherweise – und wohl auch aus ärztlichem Ethos – müsste ein Mediziner jeden Mann, dem er den PSA-Test verkaufen will, darauf hinweisen, dass das Verfahren umstritten ist und von ernst zu nehmenden Experten abgelehnt wird (siehe Seite 120 ff.).

Doch in der Praxis wird Medizin zum Geschäft und damit ein Fall für die Stiftung Warentest. Die schickte männliche Mitarbeiter zu zwanzig Berliner Urologen, wo sie um Informationen zum PSA-Test baten. Nur sechs der Scheinpatienten erhielten differenzierte Angaben. In 14 Fällen berieten die Ärzte demnach nur »ausreichend« oder gar »mangelhaft« und genügten nicht einmal den Vorgaben ihrer eigenen Fachgesellschaft.[21] Die Stichprobe der Warentester lässt befürchten, dass manche Ärzte Herstellern von IGeL-Geräten und Pharmareferenten näher sind als den eigenen Patienten. Erni Balluf, Hausärztin in Frankfurt am Main, kann sich über den Rollentausch vieler ihrer Kollegen nur wundern. Eigentlich müsste der Arzt doch Anwalt des Patienten sein. Ihre Aufgabe als Ärztin, sagt Balluf, sei doch, dass sie dem Patienten »unsinnige Wünsche, die ihm oder seinem Geldbeutel schaden, ausrede. Wenn Ärzte aktiv etwas anbieten und zu Verkäufern werden, ist das für mich nicht akzeptabel.«[22]

Bemerkenswert ist schließlich, dass Ärzte ihre IGeL-Wohltaten nach sozialen Aspekten verteilen. In der unteren Einkommensgruppe wurde nur jedem fünften Praxisbesucher ein entsprechendes Produkt angeboten, ergab die Untersuchung der AOK. In Regionen höheren Lohns indes war es jeder Dritte. Versicherte, die schon über 65 Jahre waren, wiederum wurden generell am seltensten angesprochen. Komisch: Wenn die IGeL-Medizin so hilfreich ist, warum bekommen die Armen und Alten davon am wenigsten ab, wo diese Menschen medizinische Hilfe bekanntlich doch am nötigsten haben?

Kapitel 5
Im Land der Pillenschlucker

Der Pharmamarkt frisst Milliarden

Wenn der holländische Pharmakologe Paul Persijn nach Deutschland fährt und durch Apotheken läuft, kommt er aus dem Staunen nicht heraus. Eine Warenwelt von Schachteln und Tuben, Fläschchen und Döschen tut sich da auf, die Persijn aus seiner Heimat nicht kennt. In Holland verlassen nur 60 Prozent der Menschen die Sprechstunde des Hausarztes mit einem Rezept, in Deutschland sind es 80 bis 95 Prozent.

Die Weltgesundheitsorganisation (WHO) hält gerade einmal 325 verschiedene Wirkstoffe für unentbehrlich; mit ihnen ließen sich mehr als 90 Prozent der therapierbaren Krankheiten zuverlässig und risikoarm behandeln.[1] In Deutschland aber sind 50 000 Fertigarzneimittel auf dem Markt – mehr als in jedem anderen Staat Europas. Seit 1950 ist der Pro-Kopf-Verbrauch an Medikamenten um mehr als das Zwanzigfache gestiegen, die jährlichen Kosten für Arzneimittel betragen mittlerweile mehr als 21 Milliarden Euro.

Im Land der Pillenschlucker

Jeder Deutsche greift im Durchschnitt wenigstens einmal am Tag nach einem ärztlich verordneten Medikament, wobei der Pillenkonsum mit dem Alter zunimmt. In Deutschland machen Menschen über 60 Jahre 22 Prozent der Bevölkerung aus, sie konsumieren aber 54 Prozent der Arzneimittel. In einzelnen Fällen werden alte Menschen mit bis zu 60 und mehr Substanzen gleichzeitig behandelt.[2] »Polypragmasie« nennen Ärzte so etwas: das Verschreiben einer Fülle von Arzneien ohne Konzept und Priorität. Polypragmasie ist teuer und für den Patienten eher schädlich als nützlich.[3]

Bedarf es des unverstellten Blicks eines Außenstehenden, diese Zustände grotesk zu finden? Dass deutsche Pillenschlucker sich noch für die absurdesten Produkte begeistern lassen, so Holländer Persijn, sei »nur möglich, weil Ärzten und Apothekern eine moralische Autorität zugeschrieben wird und die unwissenden Menschen leicht zu beeinflussen sind«.

Als Quelle von Manipulation hat Doktor Persijn auch die *Apotheken Umschau* ausgemacht, eine professionell aufgemachte Zeitschrift. Sie ist voll von Therapievorschlägen und Anzeigen, liegt kostenlos in deutschen Apotheken aus und erreicht mehr ältere Frauen als jede andere Publikation. Persijn fand darin allerlei Behauptungen (»Selbstheilung durch Magnet-Resonanz«), die wissenschaftlich unsinnig sind. Er sagt: »Ich kann nicht verstehen, dass Menschen, die eine universitäre Ausbildung genossen haben – das heißt in wissenschaftlichem Denken und Urteilen trainiert wurden – redaktionell mitarbeiten können an der *Umschau*.«

In seiner naiv anmutenden Moralvorstellung geht der holländische Experte davon aus, Apotheker in Deutschland würden ehrlich und redlich beraten, haltlose Werbebroschüren in den Papierkorb werfen und die werte Kundschaft vor unsinnigen Pillen und Prozeduren schützen. Höchst erstaunt nimmt Persijn zur Kenntnis: Die *Apotheken Umschau* wird von deutschen Apothekern gesponsert.

Dass dem hessischen Apotheker Gregor Huesmann vor zehn Jahren der Kragen platzte, war die Ausnahme. In seinem Schaufenster kürte er auf einem Plakat die »Scheiß des Monats-Präparate, die wir ihnen nicht empfehlen können«. Die Regel dagegen besagt: Selbst ein Pharmaziestudium hält Apotheker nicht davon ab, ihren Kunden die absonderlichsten Mittelchen über die Ladentheke zu reichen.

Aufdringlich wird in deutschen Apotheken etwa für Magnesium-Präparate geworben. Die Produkte sollen Muskelkrämpfe vertreiben und für eine strahlende Vitalität bürgen. Allerdings gibt es viele andere Ursachen für Muskelkrämpfe; Kalziummangel beispielsweise ist häufiger die Ursache als Magnesiummangel. Letzterer wird hauptsächlich verursacht durch langwierigen Durchfall, eine pathologische Störung der Niere, Alkoholsucht oder andere Krankheiten. Die betroffenen Menschen sind mit ihren gravierenden Symptomen längst in ärztlicher Behandlung; die Magnesium-Produkte allein würden ihnen keine strahlende Vitalität schenken. Auch gesunde Menschen profitieren nicht von den Präparaten, weil sie Magnesium über die Nieren rückresorbieren und mit dem Angebot aus der Nahrung auskommen. Etliche Apotheker schert das wenig: Sie verhökern Magnesium-Präparate ohne Diagnose und bedienen sich dabei Werbebotschaften, die wissenschaftlich haltlos sind und Kunden gezielt in die Irre führen.

Im Land der Pillenschlucker

Die Zahl der Todesfälle durch Arzneimittel, so der klinische Pharmakologe Jürgen Frölich, liegt in Deutschland deutlich höher als bisher angenommen. Der Professor beruft sich auf eine einzigartige Studie: In einem großen Allgemeinkrankenhaus entnahm man über einen Zeitraum von zwei Jahren fast allen Patienten, die in eine internistische Abteilung aufgenommen wurden (insgesamt 13 992), Blutproben und untersuchte diese auf Arzneimittel. Der durchschnittliche Studienteilnehmer war 72 Jahre alt und erhielt im Spital neun unterschiedliche Medikamente. 732 der Teilnehmer starben im Zeitraum der Untersuchung; das Blut dieser Toten wurde abermals auf pharmakologische Substanzen untersucht. Zudem wurden knapp achtzig Prozent der Leichen obduziert.

Ergebnis: 133 der 732 Toten waren Opfer eines »unerwünschten Arzneimittelereignisses« geworden. Bezogen auf die Gesamtzahl der Patienten in der Abteilung entspricht das einem Anteil von 0,95 Prozent. In 69 Fällen wurden die Pharmasubstanzen als indirekte Todesursache eingestuft; 64 Menschen dagegen wurden direkt von den fehlerhaft verordneten und überflüssigen Medikamenten getötet. Die allermeisten der verantwortlichen Ärzte waren blind für die schlimmen Folgen ihrer Heilversuche. In 94 Prozent der Todesfälle wurde den behandelnden Ärzten erst durch die Blutanalysen und Obduktionen ihr tragisches Tun bewusst: Sie selbst hatten ihre Patienten mit den von ihnen verschriebenen Arzneimitteln ins Jenseits befördert.

Auf Deutschland hochgerechnet, bedeutet die Studie: Von den sechs Millionen Menschen, die jedes Jahr Hilfe in Abteilungen für Innere Medizin suchen, werden bis zu 57 000 durch pharmazeutische Übertherapie getötet.[4] Die hohe Zahl an Abgängen ist besonders tragisch, da Arzneimittel bei sachgerechtem Einsatz einen therapeutischen Schatz darstellen. »Bei der Anwendung des vorhandenen klinisch-pharmakologischen Wissens«, sagt Professor Jürgen Frölich, »wäre die Hälfte der Todesfälle vermeidbar.«

Ohne pharmakologische Wirkung ist ein Produkt namens Echinacea, eine weitere Spezialität deutscher Pillendreher. Das teure Produkt wird zur »Vorbeugung von Grippe« verkauft, ein Beweis für die Wirksamkeit des hochprozentigen Alkohol-Pflanzenmaterial-Gemischs konnte nie erbracht werden. In Wahrheit gehen die Erkältungsbeschwerden nach einigen Tagen von alleine weg. Auch mit dem guten alten Hustensaft ist es nicht weit her. Die Mediziner Knut Schroeder und Tom Fahey von der englischen University of Bristol wurden von ihren Patienten immer wieder gefragt, welcher der vielen Säfte denn nun der beste sei. Die Nachfragen wurden zum Ausgangspunkt einer gründlichen Literaturrecherche. Schroeder und Fahey fanden mehr als 300 Veröffentlichungen zum Thema Hustensaft. Der überwiegende Teil der Publikationen jedoch bezog sich bloß auf Tests im Labor und sagte nichts darüber aus, welche Substanz denn nun am besten wirkt. Nur in 15 Studien überhaupt hatten Probanden mit Erkältung und Husten die jeweiligen Mittel ausprobiert. Keine einzige dieser klinischen Studien konnte beweisen, dass Hustensaft hilft. Im Falle eines Hustens kann man sich also am besten selber helfen, indem man den alten Rat befolgt und viel trinkt.[5]

Wo es mit dem Nachweis der Wirksamkeit hapert, werden andere Verkaufstricks in den Vordergrund gerückt. Misstrauen ist angebracht, wenn ein Hersteller sich darauf beruft, eine mögliche Wirkung »beruht auf langjähriger Erfahrung« und ein Produkt werde »traditionell angewendet«. Das klingt für den medizinischen Laien gut, bedeutet aber im Zweifel: Der Hersteller zieht den Leuten schon seit Jahrzehnten mit pharmakologisch wirkungslosen Produkten das Geld aus der Tasche. Afrikaner vertrauen auf die Heilkraft von Geierextrakten, Asiaten schwören zur Potenzsteigerung auf gemahlenes Horn des Nashorns – und beide verfügen wahrlich über eine langjährige Erfahrung mit diesen Mitteln. So gesehen, sagt der Holländer Persijn, »wäre es logisch, dass die Apotheker in Deutschland dann auch diese Mittel anbieten«. Na ja, so weit sind wir davon nicht entfernt: Im Gewand der »besonderen Therapierichtung« sind zu verschreibungsfähigen Medikamenten avanciert: Schweinehoden und »Anus bovi«, der Darmausgang der Kuh.

Desinformation für den Doktor

Nicht nur potenzielle Patienten, auch niedergelassene Ärzte werden über den Nutzen von Arzneimitteln falsch informiert. Mit Kollegen untersuchte der Kölner Internist Peter Sawicki insgesamt 293 Pharmaprospekte, die im Laufe eines Monats an Praxen für Allgemein- und Innere Medizin in der Region Nordrhein geschickt worden waren. Die inhaltlichen Aussagen in den Broschüren prüften sie dahingehend, ob sie mit Quellenangaben belegt waren. Im nächsten Schritt beschafften sie sich die Originalquellen und prüften, ob die Behauptungen der Arzneimittelhersteller dadurch gedeckt waren. Die Gruppe um Sawicki enthüllte eine systematische Desinformation. Von den insgesamt 520 Behauptungen waren 218 mit Quellen belegt, aber in nur 41 Fällen (acht Prozent) ließen sich die Aussagen tatsächlich aus der angegebenen Literatur ableiten. Im Wesentlichen bedienten die Pharma-Werber sich dreier

Tricks: Inhalte der Literatur wurden falsch wiedergegeben; wichtige Ergebnisse, etwa über Nebenwirkungen, wurden einfach verschwiegen; es wurden Aussagen gedichtet, die in der zitierten Arbeit gar nicht stehen.[6]

Von den Arzneimittelkosten in Höhe von mehr als 21 Milliarden Euro könne man mindestens 4,5 Milliarden Euro einsparen, heißt es im Arzneiverordungsreport 2004.[7] Unsummen werden für Medikamente erstattet, deren Wirksamkeit höchst umstritten ist. Schon vor Jahren bemängelte die Stiftung Warentest, fast ein Viertel der häufig verschriebenen Mittel sei »wenig geeignet«.

In anderen Fällen hätte man statt teurer Originale günstige Nachahmerpräparate verschreiben können, die genauso wirksam und sicher sind. Apotheker in Deutschland müssen zwar nicht mehr genau das Produkt verschreiben, das auf dem Rezept des Arztes steht. Durch die »Aut-idem«-Regelung (lateinisch für: oder gleiches) ist er gehalten, nach einem Präparat mit gleichem Wirkstoff, aber günstigerem Preis zu suchen.

Die sinnvolle Regelung wird jedoch oftmals gezielt unterlaufen. Pharmazeutische Firmen bieten niedergelassenen Ärzten scheinbar selbstlos bestimmte Computerprogramme an. Die ermöglichen das elektronische Verwalten von Patientendaten, das Schreiben von Rechnungen und das Ausstellen von Rezepten – allerdings im Sinne der Firmen. Denn trägt der Doktor einen Wirkstoff in ein elektronisches Rezept ein, so wählt der Computer zielsicher ein Produkt aus, das vom Sponsor der Software verkauft wird. Und steht der Arzneimittelname erst einmal auf dem Rezept, steigt die Wahrscheinlichkeit, dass der Apotheker es tatsächlich an den Patienten reicht.

Im Land der Pillenschlucker

Weitere Kostentreiber sind die so genannten Scheininnovationen. Diese entstehen, indem Pharmaforscher etablierte Substanzen der Konkurrenz einfach nur nachmachen. Eine winzige chemische Veränderung am Wirkmolekül bringt zwar keinen nennenswerten Zusatznutzen, sie kann jedoch schon ausreichen, um Patentschutz zu erlangen und ein Me-too-Präparat (»Ich auch«) zu hohen Monopolpreisen auf den Markt bringen zu können. Bei den Statinen, welche die Gefäße schützen sollen, ist diese Strategie trefflich aufgegangen. Zwischenzeitlich war nicht etwa nur ein Statin patentgeschützt, sondern gleich neun Varianten. Ihren findigen Entwicklern haben sie Milliardenumsätze gebracht.

Jedes Jahr werden in Deutschland schätzungsweise 29 000 Tonnen Arzneimittel (zuzüglich 2320 Tonnen Tierarzneien) verkauft. Der Medikamentencocktail findet sich in geklärtem Wasser und gelangt mit dem Trinkwasser zurück zum Verbraucher. »Irgendwo«, so Andreas Troge, Präsident des Umweltbundesamtes, »bleibt alles.«[8]

Pillen zum Vergessen

Die Pharmabroschüre verheißt keine Heilung, aber Aufschub. »Aricept kann eine Heimeinweisung um fast zwei Jahre verzögern«, schreiben die Firmen Eisai und Pfizer über ihr Alzheimer-Medikament, das sie gemeinsam vermarkten.

Demenzkranke – sofern sie noch lichte Momente haben – und deren Angehörige glauben an die Botschaft. Der Konsum von Aricept steigt von Jahr zu Jahr, und auch zwei vergleichbare Konkurrenzprodukte finden im vergreisenden Deutschland wachsenden Absatz.

Doch kommt eine Studie der Universitätsklinik Hamburg-Eppendorf zu dem Schluss: Die Pillen bringen so gut wie keinen klinischen Nutzen; ihre Einnahme kann man getrost vergessen.

»Ich würde die Medikamente meiner Großmutter nicht geben«, sagt Thomas Zimmermann vom Institut für Allgemeinmedizin der Uni-Klinik. Sein Kollege Hans-Peter Beck-Bornholdt ergänzt: »Ich sehe keinen Nachweis für die Wirksamkeit der Mittel. Nebenwirkungen hingegen sind zweifelsfrei vorhanden. Deswegen würde ich die Pillen nicht schlucken.«[9]

Neben Aricept (mit dem Wirkstoff »Donepezil«) geht es um die Produkte Exelon (»Rivastigmin«) und Reminyl (»Galantamin«). Sie sollen den Verfall der Geisteskraft verlangsamen. Eine Tagesration dieser so genannten Acetylcholinesterase-Hemmer kostet pro Patient und je nach Dosierung 2,98 bis 3,95 Euro; im Jahr 2002 haben die Krankenkassen 70 Millionen Euro für die Mittel ausgegeben.

Thomas Zimmermann legt einen Stapel von Kopien auf den Tisch – es sind die zwanzig wichtigsten Studien zu Acetylcholinesterase-Hemmern. Nach Ansicht ihrer Autoren und der involvierten Firmen genügen sie den Ansprüchen der Wissenschaft. Unabhängig voneinander haben nun die insgesamt vier Hamburger Forscher diese Pharmaveröffentlichungen analysiert. Sie gehören zu den insgesamt 14 führenden Gruppen im bundesweiten »Kompetenznetz Demenzen« und werden vom Bundesministerium für Bildung und Forschung gefördert.

Im Land der Pillenschlucker

Der erste Befund der Experten: Alzheimer-Kranke, welche die Mittel genommen hatten, schnitten den Studien zufolge in kognitiven Tests zwar besser ab als jene Patienten, die Scheinmedikamente bekommen hatten. Auf einer Skala von 0 (»gesund«) bis 70 (»dement«) lagen die Unterschiede jedoch nur zwischen 1,4 und 3,9 Punkten. Diese kleinen Differenzen sind ohne Belang; nach Ansicht einer Kommission der amerikanischen Arzneimittelbehörde FDA bringen erst 4 oder mehr Punkte einen klinischen Nutzen.

Die Forscher um Zimmermann und Beck-Bornholdt glauben überdies auf allerlei Ungereimtheiten beim Zustandekommen des winzigen Effekts gestoßen zu sein. »Alle Untersuchungen enthalten zahlreiche methodische Mängel, welche die Gültigkeit der Ergebnisse erheblich einschränken«, konstatieren sie. Ihrer Ansicht nach beginngen die betreffenden Pharmaforscher eine Fülle von Nachlässigkeiten:[10]

- Schönrechnen der Ergebnisse: Vielfach beendeten Patienten die Studie vorzeitig – etwa wegen Nebenwirkungen, Umzug, Erkrankungen oder Tod. Ihre zu diesem Zeitpunkt noch vergleichsweise leichten Alzheimer-Symptome wurden kurzerhand in die Endauswertung übernommen. Dabei wurde aber unterschlagen, dass Morbus Alzheimer zwangsläufig mit der Zeit immer schlimmer wird und der Grad der Verwirrtheit der Aussteiger am Ende der ursprünglichen Studiendauer viel schlimmer gewesen wäre.
- Weglassen von Daten: Eine Studie beispielsweise war eigentlich über 54 Wochen geplant. Einer Grafik zufolge ging es den Medikamentenschluckern zwar nach 48 Wo-

chen etwas besser als der Vergleichsgruppe; die Befunde nach 54 Wochen jedoch sind in der ganzen Publikation nicht zu finden. Wurden die Zahlen diskret verschwiegen, weil der Medikamenteneffekt nach 54 Wochen schon wieder dahin war?

- Verdrehen der Aussage: In einer von der Industrie gesponserten Studie wurde geschrieben, es »habe keine statistisch oder klinisch signifikanten Unterschiede« zwischen Medikamenten und Scheinmedikamenten gegeben. In der Zusammenfassung heißt es dennoch: Die Studie »unterstützt die Anwendung von Donepezil bei Patienten mit Alzheimer, die in Pflegeheimen wohnen«.

Die Hamburger Mediziner kommen zu einem deutlichen Urteil: »Zusammenfassend ist festzustellen, dass der Einsatz von Donepezil, Rivastigmin und Galantamin bei der vorhandenen Datenlage wissenschaftlich nicht begründet ist.«

Mit ihrer Kritik stehen die Hamburger mitnichten allein da. Bereits zuvor äußerten sich Experten auf einer Alzheimer-Konferenz an der Johns Hopkins University im amerikanischen Baltimore ungewohnt zurückhaltend über die Substanzen. Der Geriater Thomas Finucane hielt den Einsatz der teuren Mittel angesichts des minimalen Effekts für nicht angemessen: »Du kannst elf Früchte anstatt zehn in der Minute aufzählen«, sagte er einer Redakteurin der *New York Times*. »Ist das 120 Dollar im Monat wert?«

Auch das Mittel Memantine, das allerdings zu einer anderen Substanzklasse zählt, wird kritisch gesehen. Im Vergleich zu den Acetylcholinesterase-Hemmern, so Jörg Hasford, Professor für Epidemiologie der Universität München, »sieht die Datenlage zur Wirksamkeit bei Patienten mit Demenz ähnlich schwach aus, und Memantine wird in Deutschland trotzdem viel beworben und verordnet«.[11]

Im Juni 2004 wurde die bis dahin gewichtigste Kritik an den Alzheimer-Pillen laut, und zwar an einem Acetylcholinesterase-Hemmer. Die Zeitschrift *Lancet* veröffentlichte die erste unabhängige Studie über Aricept: 565 Menschen mit leichter bis moderater Alzheimer-Erkrankung waren in zwei Gruppen geteilt worden. Die einen bekamen täglich Aricept, die anderen schluckten jeden Tag ein Scheinmedikament.[12]

Nach drei Jahren hatte das Präparat nach Ansicht der Autoren keinen nennenswerten Nutzen ergeben. Weder war die Einweisung in Heime verzögert, noch gab es Erleichterungen im Alltag. Das Pflegepersonal wurde ebenfalls nicht entlastet. »Wenn man Alzheimer-Patienten helfen will«, sagt der beteiligte Arzt Richard Gray von der University of Birmingham, »dann sollte man das Geld nicht für Medikamente ausgeben, sondern mehr Pflegekräfte und Ärzte einstellen.« Die betroffenen Arzneimittelhersteller freilich bezweifeln die Aussagekraft der Studie.

Die Befunde aus England und Hamburg werfen die Frage auf, warum die Acetylcholinesterase-Hemmer überhaupt als Medikament zugelassen wurden. Zwar hinterlassen die Mittel im Gehirn eine biochemische Spur. Sie verstopfen bestimmte Proteine an den Nervenenden und erhöhen auf diese Weise die Konzentration eines Botenstoffs namens Acetylcholin. Unstrittig sind die vielfältigen Nebenwirkungen wie Durchfall, Erbrechen oder etwa Kollaps.

In klinischen Studien gelang es den Herstellern, das Einwirken auf die Gehirnchemie mit einem messbaren Effekt

Pillen zum Vergessen

zu verknüpfen. Jene Menschen, welche die Pillen geschluckt hatten, schnitten bei bestimmten Gedächtnistests »statistisch signifikant« besser ab als Vergleichspersonen.

Das mag einem dementen Menschen bei der Bewältigung seines Alltags zwar überhaupt nicht weiterhelfen. Den Herstellerfirmen jedoch kann die statistische Signifikanz schon ausreichen, um das Mittel auf den Markt bringen zu dürfen – die hohe Kunst heutiger Pharmaforschung.

Tatsächlich hat das Bundesinstitut für Arzneimittel und Medizinprodukte (BfArM) in Bonn die drei Alzheimer-Mittel zugelassen. Bei dem folgenreichen Entscheid hatten die Gutachter »eigentlich nur die Möglichkeit, die Dossiers der Industrie durchzuschauen«, so der zuständige Experte Karl Broich – unabhängige Studien lagen damals noch nicht vor.

Aber auch die Industriedaten hauten die BfArM-Beamten nicht vom Hocker, und inzwischen scheinen sie von ihrem positiven Votum gar nicht mehr so überzeugt. »Kritisch hinterfragt wird aber immer wieder«, so das Institut, »ob die statistisch signifikanten Verbesserungen auch klinisch relevant seien. Die festgestellten Verbesserungen sind letztendlich nicht sehr ausgeprägt.«[13]

Noch weniger überzeugt sind britische Experten, nachdem sie neuere Alzheimer-Studien und Unterlagen von Herstellern gesichtet haben. Das National Institute for Clinical Excellence in London empfiehlt in einem neuen Leitlinienentwurf, die Mittel Donepezil, Rivastigmin, Galantamin und Memantine nicht länger durch den National Health Service bezahlen zu lassen. Es gebe keine hinreichenden Anhaltspunkte, dass die Lebensqualität oder der

Zeitpunkt der Heimeinweisung günstig beeinflusst werde.[14] Die Kollegen der holländischen Arzneimittelbehörde waren von Anfang an skeptisch – und haben Aricept sowie Reminyl erst gar nicht zugelassen.

Osteoporose

Zu den häufigsten IGeL-Angeboten beim Frauenarzt zählt die Bestimmung der Knochendichte, die von einem bestimmten Altern an allen Frauen angeboten wird. Denn bei jeder Frau (aber auch bei jedem Mann) sinkt im Laufe des Lebens die Knochendichte – Ausdruck des Alterungsprozesses. Bei einigen Menschen, vor allem älteren Frauen, werden die Knochen so instabil, dass sie im Falle eines Sturzes besonders schnell brechen: Osteoporose heißt diese schwerwiegende Erkrankung.

Nun liegt es nahe, anhand der Knochendichte jene Frauen auszumachen, die Knochenbrüche erleiden könnten. Gerätehersteller und Firmen haben zu diesem Zwecke Ultraschall- sowie Laboruntersuchungen auf den Markt gebracht. Am häufigsten ist die Messung mit Röntgenstrahlen. Je dichter der Knochen ist, desto stärker werden die Strahlen abgeschwächt. Der Messwert wird dann mit dem Wert junger gesunder Menschen verglichen. Folglich stellt das Verfahren bei praktisch jedem älteren Menschen eine verringerte Knochendichte fest, eben weil die Veränderung der Knochendichte Ausdruck des Alterns ist.

Welcher Rückgang der Knochendichte aber ist normal? Von welchem Ausmaß an darf der Alterungsprozess der Knochen als krankhaft angesehen werden? Die Rorer Foundation sowie die Firmen SmithKlineBeecham und Sandoz Pharmaceuticals sponserten 1993 ein Treffen einer Kommission der Weltgesundheitsorganisation WHO, auf der genau diese Frage beanwortet wurde.[15] Damals wurden Grenzwerte definiert, die das Krankheitsbild der Osteoporose in ein Volksleiden verwandelt haben. Dieses ist demnach gegeben, wenn die Knochenmasse ungefähr 20 bis 35 Prozent unterhalb des Normwertes liegt – oder mehr als 2,5 Standardabweichungen (SD) unter der Norm. Durch den Beschluss der WHO wurden 1993 weite Bevölkerungsschichten zu Patienten erklärt. Seither gelten 31 Prozent der Frauen zwischen 70 und 79 Jahren als osteoporotisch, von den Frauen über 80 sind es 36 Prozent. Aber auch geringere Abweichungen der Knochendichte wurden mit dem Stigma des Auffälligen versehen: Ein SD-Wert von 1 bis 2,5 unter der Norm gilt als »Osteopenie« – eine Art Vorstufe des Knochenschwundes.

Das Erfinden von Grenzwerten ist trefflich geeignet, Menschen in Patienten umzuwandeln und auf diese Weise einen Markt für Medikamente zu erschließen, den es vorher gar nicht gab.

Die meistverkaufte Osteoporose-Substanz der Welt heißt Alendronat (Umsatz: 3,2 Milliarden Dollar in 2004). Sie lagert sich in die Knochensubstanz ein und soll auf diese Weise die Knochendichte erhöhen. Klinische Versuche legen nahe, dass sich das relative Risiko, einen Knochenbruch zu erleiden, verringern lässt. Frauen im durchschnittlichen Alter von 68 Jahren und mit einer SD von minus 2,5 oder weniger nahmen in einer Studie das Medikament vier Jahre lang ein. Im Vergleich zur Kontrollgruppe, die keine Pillen bekommen hatte, lag ihre

Wahrscheinlichkeit, sich eine Hüfte zu brechen, um 56 Prozent geringer.[16]

»Das klingt nach sehr guten Nachrichten für Frauen mit Osteoporose«, sagt der amerikanische Arzt und Autor John Abramson. Und doch trieb ihn eine Frage um: »Wie viele Hüftfrakturen wurden denn tatsächlich verhindert?« Die älteren Damen, die keine Arzneien nahmen, hatten eine Wahrscheinlichkeit von 99,5 Prozent jeweils ein Jahr ohne Hüftbruch zu erleben. Bei jenen Frauen, welche Alendronat erhalten hatten, lag die Wahrscheinlichkeit bei 99,8 Prozent. Anders ausgedrückt: Die tägliche Einnahme der Arznei verringerte das Frakturrisiko von 0,5 Prozent auf 0,3 Prozent. Das bescheidene Ergebnis wurde – den Tricks der Statistik sei Dank – ausgedrückt als relative Risikoabnahme von 56 Prozent.[17]

Der Nutzen sieht Abramson zufolge im richtigen Leben dann so aus: 81 Frauen mit verringerter Knochendichte müssten das Medikament 4,2 Jahre lang kontinuierlich einnehmen (zu Kosten von 300 000 Dollar), um die Fraktur einer Hüfte zu verhindern. Allein: Der teuer erkaufte Effekt könnte mit der Zeit womöglich verschwinden. Eine Zehnjahresuntersuchung der Substanz zeigte zwar, dass die Knochendichte zunahm. Allerdings konnte sie nicht den Beleg dafür liefern, dass die Langzeitbehandlung mit Alendronat das Risiko für einen Knochenbruch senkt – was nun einmal das eigentliche Ziel der Behandlung ist.[18]

Pharmazeutische Firmen vermarkten die Mittel gegen Osteoporose gezielt an Frauen in den Wechseljahren. Es erscheint aber fraglich, ob der jahrzehntelange Pillenkonsum sie mit einem effektiven Schutzschild ausrüstet, wenn sie dann im hohen Alter sind. Zwei Drittel aller

Hüftfrakturen widerfahren Frauen, die 80 Jahre oder älter sind. Fast immer waren sie zuvor gestürzt. Gerade gebrechliche Frauen können sich von solch einem Sturz oftmals nicht mehr erholen, viele werden pflegebedürftig. Wichtig wäre es also, betagte und gebrechliche Damen zu schützen. Doch ausgerechnet diese Hochrisiko-Gruppe scheint von Osteoporose-Medikamenten so gut wie nicht zu profitieren. Diesen Schluss legt zumindest eine Arbeit aus dem *New England Journal of Medicine* nahe. Die untersuchten Frauen waren über 80 Jahre alt, sie waren (in etwa 80 Prozent der Fälle) als osteoporotisch diagnostiziert oder hatten ein erhöhtes Sturzrisiko. Die Behandlung mit dem Biphosphonat Risedronat, so heißt es in dem Artikel, »hatte keinen Effekt auf das Auftreten von Hüftfrakturen«.[19]

Medikamente zur Vorbeugung der Osteoporose erhöhen also zwar die Knochendichte, haben aber nur einen kleinen Effekt auf das eigentliche Therapieziel, das Verhindern von Frakturen. Eine Erklärung dafür finde sich in den Knochen selbst, sagt John Abramson: Zu 80 Prozent bestehen sie aus einer harten und dichten Außenschicht, dem kortikalen Knochen. Bestimmte Knochen haben zudem eine innere Struktur, den trabekulären Knochen. Er bildet ein dreidimensionales Gerüst, das besonders beanspruchten Regionen des Skeletts wie Hüfte, Handgelenk und Rückgrat zusätzlichen Halt gibt. Die verzweigte Struktur des trabekulären Knochens hat eine viel größere Oberfläche als der dicht gepackte kortikale Knochen und eine größere Stoffwechselaktivität: Er kann schneller Calcium zu Knochensubstanz verarbeiten, wird umgekehrt aber auch schneller abgebaut. Im Zuge der normalen Alterung geht der trabekuläre Knochen schneller verloren als der kortikale Knochen. Wenn aber dieses Gerüst oder Teile davon erst einmal verloren sind, dann fehlen Angriffsflächen für einen Neuaufbau. Neues Knochenmaterial, das durch Osteoporose-Medikamente entsteht, bildet sich aus dem Grund vor allem am Außenrand, dem kortikalen Knochen. Auf diese Weise erhöht sich die Dichte eines Knochens, seine Stabilität aber steigt nicht im entsprechenden Umfang.

Die biologischen Zusammenhänge erklären, warum die Knochendichte-Messung an gesunden Frauen sich im medizinischen Alltag nicht bewährt hat und ihnen keinen Nutzen bringt. Das ergaben Studien in Deutschland, Schweden und in den USA. Eine Arbeit studierte den Effekt von Alendronat auf Frauen mit Osteopenie, der Vorstufe der Osteoporose. Das Risiko für Hüftfrakturen war sogar geringfügig gestiegen.[20] Experten des Büros für Technikfolgeabschätzung der University of British Columbia im kanadischen Vancouver haben das Thema ebenfalls eingehend erforscht. Nichts spreche dafür, urteilen sie in einem Report, dass das »Messen der Knochendichte bei gesunden Frauen nahe oder in der Menopause geeignet ist, um Knochenbrüche in der Zukunft vorherzusagen«.[21] Folgerichtig wurde die Knochendichtemessung an gesunden Menschen in Deutschland vor einiger Zeit aus dem Leistungskatalog der gesetzlichen Krankenkassen gestrichen. Dennoch wird das Verfahren von gewinnorientierten Ärzten beflissentlich angeboten, um es privat als IGeL-Produkt (für etwa 40 Euro) abrechnen zu können.

Falls die Knochendichtemessung keinen auffälligen Wert ergibt, ist sie ebenfalls problematisch: Denn auch eine dem Messwert zufolge hohe Knochendichte schützt nicht vor Stürzen und garantiert erst recht nicht, dass im Falle des Falles die Knochen heil bleiben.

Was also kann man tun? Wundermittel gegen die Osteoporose, das haben wir gesehen, hat die Medizin leider nicht zu bieten. Allerdings gibt es auch so vielfältige Möglichkeiten, seine Knochengesundheit zu stärken und die Gefahren für Frakturen zu senken. Körperliche Ertüchtigung und gute Ernährung legen schon früh das Fundament für ein stabiles Knochengerüst. Auf Beanspruchung reagieren Knochen mit Wachstum, und gerade der trabekuläre Knochen wird durch Sport zu einem stabilen Gerüst, von dem man im späteren Leben noch profitiert.

Aber auch wer in jungen Jahren ein Sportmuffel war, kann im Alter sehr wohl das Osteoporose-Risiko mindern. In den USA wurde das Befinden von knapp 10 000 Frauen über 65 untersucht, und zwar über einen Zeitraum von sieben Jahren. Diejenigen, die pro Woche etwa zwei Stunden lang körperlich trainierten, hatten 36 Prozent weniger Hüftfrakturen als träge Seniorinnen.[22] In absoluten Zahlen ausgedrückt: Im Laufe eines Jahres und bezogen auf 1000 Frauen gab es in der Gruppe der trainierten Frauen 6 Frakturen weniger – eine Reduktion, die zweimal so groß ist wie jene, die in der Alendronat-Studie erreicht wurde.

Entscheidend bei der Vermeidung von Frakturen ist es, Stürze zu vermindern. Die Verbesserung der Körperkraft, der Trittsicherheit und des Gleichgewichts sind da besonders hilfreich. Krafttraining, urteilt der Arzt Abramson, sei »eine der besten Möglichkeiten, die Knochendichte zu erhöhen und Stürze zu vermeiden«.[23] Tai Chi schult die Körperbeherrschung und vermindert ebenfalls die Wahrscheinlichkeit eines Knochenbruchs. In Werbebotschaften von Arzneimittelherstellern und Anbietern der Knochendichtemessungen werden diese wirksamen Maßnahmen, die jede Frau von sich aus ergreifen kann, naturgemäß nicht weiter propagiert. Frauen in den Wechseljahren können am meisten selbst für sich tun: regelmäßig bewegen, ausgewogen ernähren und das Sturzrisiko minimieren.

Phantom im Po

Der Patient lässt die Hosen herunter und klettert auf den Kipptisch. Professor Henning Rohde beginnt mit der Untersuchung. Nun sind die Hämorrhoiden wohl ertappt! – so denken die meisten der Inspizierten. Doch nur selten kann Professor Henning Rohde die Selbstdiagnose seiner Patienten bestätigen. »Die Hämorrhoiden sind eine weit überschätzte Krankheit«, sagt der in Köln praktizierende Professor der Proktologie (von griechisch proktos = After und logos = Lehre). »Hämorrhoiden werden zu häufig vermutet und falsch behandelt, was dann tatsächlich Beschwerden hervorrufen oder verschlimmern kann.«[24]

Seine Behauptung untermauert Rohde mit einer Studie in der *Deutschen Medizinischen Wochenschrift*. 344 Menschen wurden mit »unklarer abdomineller und/oder analer Symptomatik« von anderen Ärzten in seine Praxis überwiesen. Alle Patienten führten ihre Blutungen und Schmerzen, das Jucken und Brennen auf Hämorrhoiden zurück.[25]

Doch in den meisten Fällen waren andere Ursachen am Werk, das ergaben Rohdes Inaugenscheinnahmen: 32 Prozent der Untersuchten hatten Marisken, das sind schlaffe,

Phantom im Po

eigentlich harmlose Hautfalten am After, die allerdings das Reinigen erschweren. Und 87 Prozent litten unter Analekzemen. Diese juckenden und nässenden Stellen hatten sich viele der Patienten vermutlich selbst herangezüchtet – durch Herumdoktern an einem Phantom.

Denn nur in 18 Prozent der Fälle stieß Rohde tatsächlich auf Hämorrhoiden. Den Proktologen Thomas Henne aus Frankfurt am Main verwundert der Befund nicht. Auch er redet von einem Volksleiden, das sich das Volk selbst einbildet. »Alles, was rund um den Po zwackt, wird unweigerlich mit Hämorrhoiden in Verbindung gebracht.«

Die Folge sei eine »Blindmedikation«, fürchtet Henne. Einerseits sähen sich viele Ärzte den delikaten Körperteil erst gar nicht näher an und stellten stattdessen einfach ein Rezept für ein Hämorrhoiden-Mittel aus. Zum anderen traktierten Patienten sich auf eigene Faust mit Salben, Zäpfchen und Feuchttüchern.

Im Zuge der Heilversuche erstatteten allein die gesetzlichen Krankenkassen im Jahr 2002 Hämorrhoiden-Mittel in Höhe von 38 Millionen Euro. Und nun deutet sich an: Die meisten dieser Schlachten werden gegen einen Feind geschlagen, der gar nicht vorhanden ist.

In Wahrheit hat jeder Mensch einen hämorrhoidalen Schwellkörper: Das so genannte Corpus cavernosum recti ist Teil des Kontinenzorgans: ein ringförmig angeordnetes und stark durchblutetes Gewebe auf dem inneren Schließmuskel. Im Unterschied zu den Schwellkörpern in den Genitalien sind jene dauerhaft erigiert.

Und das ist auch gut so: Denn mit Blut angefüllt, so klärte das *Deutsche Ärzteblatt* bereits vor Jahren auf, »ist der rektale Schwellkörper ein wichtiges Afterabschlusselement«.

Im Land der Pillenschlucker

Die hämorrhoidale Erektion wird nur während der Darmentleerung unterbrochen.[26]

Mit zunehmendem Alter, gefördert durch langes Sitzen und harten Stuhlgang, können die segensreichen Gewebekissen allerdings zur Plage werden: Sie vergrößern sich krankhaft und fallen aus ihrer Verankerung. Die bei der Verrichtung auftretenden Scherkräfte können Blutungen hervorrufen und die Läppchen durch den Anus hindurch ins Freie pressen: Hämorrhoiden in Reinkultur.

Die vorgefallenen Gewebebündel haben der griechische Arzt Hippokrates und viele seiner Nachfolger mit glühenden Eisen weggebrannt. Heutzutage ist rund um die Hämorrhoide eine millionenschwere Industrie entstanden, und munter streiten Ärzte, welche Therapie die richtige sei.

Bei echten wie eingebildeten Hämorrhoiden, berichtet Proktologe Henne, werden »alle Waffen zum Einsatz gebracht, die durch den After applizierbar sind: bipolare Diathermie, Infrarotkoagulation, Laser-Behandlung, Kryotherapie«. Am häufigsten geschieht die Verödung mit Chemikalien. Eingespritztes Phenolmandelöl etwa bewirkt eine entzündliche Schwellung, was die Blutzufuhr in die Hämorrhoide drosselt. In der Wirkung ist das zwar umstritten (eine Umstellung der Ernährung wäre oftmals angebrachter), aber für Ärzte gut abrechenbar.

Diese Heilversuche werden ergänzt durch die Unternehmungen all jener, die aus falscher Scham den Weg zum Arzt scheuen. Zu betrauern ist etwa jener Kettenraucher aus Yorkshire, der sein Afterjucken mittels eines ausgedehnten Sitzbades in Spiritus zu lindern gedachte. Andere Gepiesackte rücken sich selbst mit Haifischleberölen, Hefeextrakten und Zinkoxiden zu Leibe. Zäpfchen mit Ingredienzen der Zaubernuss und der Rosskastanie kommen zum Einsatz: morgens, abends und nach jedem Stuhlgang. Überdies wird die Region tüchtig eingeseift und mit feuchten Lappen traktiert.

In vielen Fällen mehren die selbsternannten Analtherapeuten genau jene Beschwerden, die sie bekämpfen wollen. »Ständige Reinigungsmanöver schädigen die Haut zusätzlich«, warnte die *Münchner Medizinische Wochenschrift*. Allergien würden regelrecht herangezüchtet, warnt das Blatt weiter: »Ein kontaktallergisches Ekzem kann durch Hämorrhoidalsalben oder Zäpfchen, Kosmetika wie Intimsprays oder Feuchttücher und Arzneimittel hervorgerufen werden.«[27]

Der Kölner Proktologe Rohde empfiehlt seinen Patienten, den Po mit Papier und dann bloß mit etwas Vaseline zu reinigen. »Man muss die Haut so vorsichtig behandeln«, sagt er, »wie es eine Frau macht, die sich abschminkt.«

Kapitel 6
Früh erkannt, aber nicht gebannt

Krebs und das Dilemma von Massenuntersuchungen

Mit Diagnosen verhält es sich wie mit Landkarten. Je größer der Maßstab, desto mehr kann man erkennen. Das zeigt sich beispielsweise an der Schilddrüse. Ungefähr 0,1 Prozent der älteren Menschen sind an einem Schilddrüsenkrebs erkrankt und zeigen die klinisch erkennbaren Symptome. Finnische Mediziner betrachteten das Leiden mit einem größeren Maßstab und zoomten sich gleichsam ganz nah heran: Sie entnahmen Toten, die an anderen Ursachen gestorben waren, die Schilddrüsen, schnitten aus ihnen alle 2,5 Millimeter jeweils eine dünne Scheibe heraus und untersuchten diese Proben mit dem Mikroskop: In 36 Prozent der Drüsen entdeckten sie bösartige Geschwülste.

Allerdings waren ihnen ja noch viel mehr Karzinome entgangen, wurde den Medizinern bewusst. Schließlich hatten sie sich nur alle 2,5 Millimeter eine Scheibe abgeschnitten, aber viele Krebsherde messen nur 0,5 Millimeter im Durchmesser – vier von fünf Karzinomen wurden mithin übersehen. Die Inspektion lässt sich weiter und weiter

Krebs und das Dilemma von Massenuntersuchungen

treiben. Wählt man die Abstände zwischen den Gewebeschnitten nur eng genug, wird man in fast allen, wenn nicht gar in 100 Prozent der Drüsen ein Karzinom entdecken.[1]

Vor zwei Jahrzehnten verkündeten die finnischen Ärzte ihre Ergebnisse, heute beschäftigen ihre Beobachtungen die führenden Krebsforscher der Welt. Wann immer sie mit ihren ausgefeilten Diagnoseverfahren nachschauen, sehen sie das merkwürdige Phänomen bestätigt: Fast alle Menschen haben irgendwo im Körper Krebszellen – und doch sind die allermeisten zugleich bei bester Gesundheit. »Die meisten Menschen«, konstatieren Judah Folkman und Raghu Kalluri von der Harvard Medical School im amerikanischen Boston, »haben kleine Tumoren, ohne es zu wissen.«[2]

Beispiel Brustkrebs: Ärzte obduzierten 40 bis 50 Jahre alte Frauen, die zur Lebzeit nicht an Krebs erkrankt und an anderen Ursachen verstorben waren. Knapp 40 Prozent von ihnen trugen kleine Tumoren im Brustgewebe – doch bei nur *einem* Prozent der Frauen dieser Altersgruppe wird das Krankheitsbild Brustkrebs diagnostiziert. Beispiel Prostatakrebs: Autopsien an Männern, die allesamt keinen Krebstod gestorben sind, ergeben: Von 100 jungen Männern (unter 30 Jahre) haben acht Prozent einen kleinen Prostatakrebs. Von den 60-Jährigen sind es fünfzig Prozent und von den über 70-Jährigen achtzig Prozent. Zu erkennbaren Erkrankungen führt das nur selten. Der klinisch auffällige Prostatakrebs trifft *ein* Prozent der Männer zwischen 60 und 70 Jahren.

Es gehört anscheinend zum normalen Leben, mikroskopisch kleine Tumoren mit sich herum zu tragen. Doch warum, so fragen Krebsforscher, wachsen diese nur in einer Minderheit der Menschen zu Killern heran? Wie schützt sich umgekehrt die Mehrheit von uns vor den Krebsherden im eigenen Körper?

Um zu wuchern, brauchen die Mini-Tumoren frischen Sauerstoff und reichlich Nährstoffe. Die Harvard-Forscher Folkman und Kalluri vermuten, dass wir den Krebsherden über einen angeborenen Mechanismus in aller Regel genau das verweigern: indem wir den gefräßigen Untermietern die Blutzufuhr abschneiden. Dem Szenario zufolge entfaltet sich eine Krebserkrankung in zwei Schritten. Zuerst verwandeln Veränderungen im Erbgut (Mutationen) normale Körperzellen in Krebszellen. Diese Phase ist nicht unweigerlich schädlich, zumal die entstandenen Mini-Tumoren gar nicht oder nur extrem langsam wachsen. Der zweite Schritt jedoch hat fatale Folgen: Eine Art Schalter wird im Körper umgelegt, so dass neue Blutgefäße in Richtung der Mini-Tumoren sprießen und diese mit dem so dringend benötigten Lebenssaft versorgen. Erst dadurch verwandeln die sich in schnell wachsende Monster und werden zur tödlichen Gefahr.

Die Erkenntnis eröffnet der Krebsmedizin eine faszinierende Perspektive. Von verschiedenen körpereigenen Proteinen ist bekannt, dass sie das Sprießen neuer Blutgefäße, die so genannte Angiogenese, eindämmen können. Menschen mit dem Down-Syndrom beispielsweise scheinen diese Angiogenese-Hemmstoffe von Natur aus in besonders hohen Mengen zu produzieren. Und tatsächlich erkranken sie nur vergleichsweise selten an Organtumoren. Gegenwärtig erforschen Wissenschaftler solche Angiogenese-Hemmstoffe mit dem Ziel, aus ihnen neuartige und ungiftige Arzneien gegen Krebserkrankungen herzustellen.

Noch aber hinkt die Therapie der Diagnose hinterher. In vielen Industriestaaten werden deshalb regelmäßige Untersuchungen zur Früherkennung angeboten, um wenigstens die häufigsten Krebserkrankungen – Brust bei Frauen, Prostata bei Männern – einzudämmen. Der Gedanke leuchtet ein: Je früher man eine Krankheit entdeckt, desto besser. Doch gerade die Eigenheiten von Karzinomen – fast alle älteren Menschen tragen welche im Körper, aber nur die wenigsten ein gefährliches – verkomplizieren die Sache, wie wir im Folgenden sehen werden. Einigen Menschen kann Früherkennung Heilung bringen, den anderen hingegen beschert sie unnötige Ängste und Schäden durch überflüssige Therapien. Ob die Sache unterm Strich mehr schadet oder nutzt, darüber liegen Mediziner im heftigen Streit.

Einladung zum Massentest

Die Einladung zur Reihenuntersuchung kommt, alle zwei Jahre, mit der Post. Sämtliche Frauen zwischen 50 und 70 Jahren sind aufgerufen am nationalen Mammographie-Screening teilzunehmen, das von den Krankenkassen bezahlt wird. Jede Brust soll zwischen zwei Scheiben aus Plexiglas möglichst flach zusammengedrückt und dann mit Röntgenstrahlen aus zwei Richtungen durchleuchtet werden. Nach sieben Tagen kommt das Ergebnis: Rein statistisch gesehen werden in fünf bis zehn Prozent der Fälle auffällige Befunde zu beraten sein.

Brustkrebs macht Frauen Angst. Jede zehnte Frau, heißt es in den Medien, erkranke daran. Jedes Jahr gibt es 48 000 neue Erkrankungen, fast 18 000 sterben jährlich daran. Durch das frühe Erkennen von Mammakarzinomen, so die Befürworter des bundesweiten Screenings, werde unter den Teilnehmerinnen die Sterberate an Brustkrebs um 20 bis 30 Prozent gesenkt. Was spräche also dagegen, alle zwei Jahre bei der freiwilligen Untersuchung mitzumachen? Im guten Fall gibt es Entwarnung, im schlechten Fall kann das frisch entdeckte Krebsleiden frühzeitig behandelt werden.

Doch so einfach, wie sie scheinen, liegen die Dinge leider nicht. »Früherkennung ist keine Vorsorge«, gibt Ingrid Mühlhauser, Professorin für Gesundheit an der Universität Hamburg, zu bedenken. So unterliegen weite Teile der weiblichen Bevölkerung (in der Schweiz beispielsweise sind es 80 Prozent) dem Irrtum, die Teilnahme am Mammographie-Screening verhindere oder senke das Risiko, an Brustkrebs zu erkranken. Tatsächlich jedoch kann die Röntgeninspektion ein Karzinom allenfalls früher diagnostizieren, es jedoch nicht verhindern: Nur einen Tag nach einem unauffälligen Mammographie-Ergebnis kann eine Geschwulst in der Brust entstehen.

Auch erhöht eine frühe Diagnose nicht zwingend die Überlebensaussichten. Denn beim Screening werden in aller Regel vergleichsweise langsam voranschreitende Krebsvarianten entdeckt, auch im Falle einer späteren Entdeckung wäre die Prognose nicht verschlechtert. In 20 bis 30 Prozent aller auffälligen Befunde werden Vorstufen von Brustkrebs entdeckt. Ob aus diesen Vorstufen ein gefährlicher Brustkrebs hervorgeht, kann jedoch niemand sagen. Umgekehrt werden gerade die besonders aggressiven, schnell wachsenden Krebsformen durch die Mammographie häufig nicht erkannt, so dass die Prognose gar nicht verbessert werden kann. Unterm Strich wird womöglich nur der Zeitraum zwischen Diagnosestellung und Tod, und damit die Leidenszeit als Brustkrebspatientin, verlängert, nicht aber der Zeitpunkt des Sterbens nach hinten verschoben.

Die oft propagierte Darstellung, jede zehnte Frau erkranke am Brustkrebs, stimmt zwar – aber nur bezogen auf die gesamte Lebensspanne und für jene Frauen, die das 80ste Lebensjahr erreicht haben. »Insgesamt ist nur für 3 bis 4 von jeweils 100 Frauen die Todesursache Brustkrebs«, stellt Ingrid Mühlhauser klar. »96 bis 97 von jeweils 100 Frauen sterben an anderen Todesursachen.«

Diese Hintergründe machen verständlich, warum manche Experten zweifeln, dass ein bevölkerungsweites Mammographie-Screening sinnvoll ist. Wie gesagt, wird die relative Sterberate um 20 bis 30 Prozent gesenkt. Allerdings muss man die Bezugsgröße kennen, um den Effekt einordnen zu können. Die Ärztin Mühlhauser rechnet vor, was das im Zeitraum von zehn Jahren bedeuten würde: Ohne Mammographie-Screening sterben acht von 1000 Frauen an Brustkrebs. Mit Screening sind es sechs von 1000. Statt acht nur noch sechs – das macht eine relative Senkung um satte 25 Prozent. In absoluten Zahlen und bezogen auf die 1000 Frauen wird die Sterblichkeit jedoch nur um 0,2 Prozent gesenkt.[3]

Dieser Nutzen ist ohne Frage begrüßenswert, allerdings stehen ihm enorme Kosten und Schäden gegenüber. Denn aufgrund der schädlichen Röntgenbelastung kann häufiges Mammographieren selbst zum Risikofaktor werden und Krebs verursachen. Wenn 20 000 Frauen vom 40sten Lebensjahr an regelmäßig zum Screening gingen, dann würden rein rechnerisch drei bis neun von ihnen zusätzlich am Brustkrebs erkranken. Überdies setzt die Mammographie systematisch falsch positive Befunde in die Welt: Die Röntgenuntersuchung ergibt ein auffälliges Ergebnis, das sich durch eine nachfolgende Gewebeuntersuchung als falscher Alarm erweist. Jedes Jahr werden in Deutschland schätzungsweise 100 000 operative Brustbiopsien durchgeführt, die sich im Nachhinein als überflüssig erweisen.

Screening-Programme, die in anderen Ländern schon laufen, zeigen: Vielfach werden Karzinome aufgespürt und in der Folge behandelt, die harmlos geblieben wären. »So wird zum Beispiel bei einem Drittel der Frauen mit einem so genannten ›In-situ Carcinom‹, also einer Krebsvorstufe, die meist nur durch die Mammographie entdeckt wird, die Brust abgenommen«, erklärt Professorin Mühlhauser.[4] Alles in allem nehmen im Zuge von Mammographie-Programmen die chirurgischen Eingriffe und die Belastungen durch Strahlentherapie um etwa 30 Prozent zu. Schließlich entstehen durch die Mammographie unweigerlich falsch negative Ergebnisse: Von 1000 Frauen, die sich über einen unauffälligen Befund freuen, wird in einem oder zwei Fällen dennoch innerhalb der nächsten zwölf Monate Brustkrebs diagnostiziert – eine hundertprozentige Sicherheit gibt es also nicht.

Beim Kampf gegen den Brustkrebs ist jeder Todesfall weniger ein Gewinn. »Keine Frau weiß, ob sie die eine ist, die von der Mammographie profitiert – deshalb muss ihr die Chance für dieses Quäntchen an Zusatzsicherheit angeboten werden«, sagt die im niedersächsischen Northeim praktizierende Frauenärztin Claudia Schumann. »Aber unter Umständen wird das bezahlt mit Überdiagnostik und

Abb. 6: Was nützt die Mammographie?

Ohne Mammographie	Mit Mammographie	
8	6	Verstorben an Brustkrebs
72	74	Verstorben an anderen Todesursachen
920	920	Nicht verstorben
25	30	Diagnose: Brustkrebs
975	970	Diagnose: Kein Brustkrebs
	5000	Gesamtzahl der Mammographie-Untersuchungen
	200	Frauen mit mindestens einem verdächtigen Mammographiebefund
	60	Frauen mit Entnahme von Gewebe aus der Brust zur Abklärung falsch positiver Befunde

In jeder Gruppe werden 1000 Frauen zwischen 50 und 60 Jahren über 10 Jahre beobachtet. Jede Frau in der Gruppe „mit Mammographie" hat insgesamt 5 Mammographie-Untersuchungen.

Quelle: Broschüre: Brustkrebs Früherkennung von Eva Schindele und Ingrid Mühlhauser www.nationales-netzwerk-frauengesundheit.de

Übertherapie.«[5] Die Gesundheitswissenschaftlerin und Ärztin Mühlhauser findet, dass Frauen selbst die Vor- und Nachteile abwägen und in ihrer Entscheidung frei bleiben sollten: »Keinesfalls sollte eine Frau Schuldgefühle haben, wenn sie nicht am Screening teilnimmt. Für Schuldgefühle gibt es keinen Grund.«

Vorsorge für die Vorsteherdrüse?

Eine rektale Untersuchung gehört zu jenen Dingen, die ein Mann nicht jeden Tag haben muss. Mit dem Zeigefinger, immer noch ein bewährtes Untersuchungsinstrument, tasten Urologen nach der Prostata. Immer häufiger jedoch veranlassen sie zusätzlich einen Bluttest, um Krebsgeschwüre in der Prostata aufzuspüren: den PSA-Test. Bei ihm wird der Gehalt des so genannten Prostata-spezifischen Antigens (PSA) bestimmt. Dieses Protein wird von der Prostata ins Blut abgegeben. Die kastaniengroße Drüse liegt vor der Blase (daher der Name Vorsteherdrüse) und bildet ein Sekret, das bei der Ejakulation über Kanäle in die Harnröhre geleitet wird. Dort vermischt die Flüssigkeit sich mit den Spermien und sorgt auf diese Weise für deren Beweglichkeit.

Wuchern nun Krebszellen in der Prostata, so die Annahme, sondert sie mehr PSA ab als im gesunden Zustand. Bei bösartigem Wachstum steigt der PSA-Wert demnach frühzeitig an, Mediziner werten eine Konzentration von vier oder mehr Nanogramm pro Milliliter Blut als Anzeichen für ein Karzinom. Dann kann nur eine weiterführende Untersuchung Gewissheit bringen, und zwar eine Biospie: Bei der unangenehmen Prozedur werden Gewebeproben aus der Drüse gezwackt.

Früher wurde Prostatakrebs eher bei älteren Herren entdeckt, denen die wuchernde Vorsteherdrüse bereits das Wasserlassen merklich erschwerte. Seither hat man die Diagnose ausgeweitet, und in der Folge werden zunehmend Karzinome in 50 Jahre alten, symptomfreien Zeitgenossen aufgespürt. In den USA wurden auffällige Gewebebefunde sogar schon an Männern nachgewiesen, die noch keine 30 Jahre alt sind und noch eine Familie gründen wollen. Die Betroffenen erkundigen sich nach der Möglichkeit, ihre Spermien einfrieren zu lassen, für den nicht so unwahrscheinlichen Fall, dass bei der Prostata-Operation etwas schief gehen sollte.

Die frühzeitige chirurgische Entfernung der Vorsteherdrüse (radikale Prostatektomie) gilt als aussichtsreichste

Behandlung. Wenn die Geschwulst noch auf die Drüse begrenzt ist und beides zusammen herausgeschnitten wird, dann werden die Betroffenen in etwa 90 Prozent der Fälle geheilt. Allerdings kann der Eingriff in der empfindlichen Körperregion schwerste Nebenwirkungen nach sich ziehen. So behutsam die Operateure auch vorgehen, in den meisten Fällen hat das Schneiden an der Drüse schlimme Folgen. Gefäße und Nervenbündel, die dicht an der Prostatakapsel verlaufen und für die Erektion zuständig sind, werden verletzt. Was da kaputtgeht, lässt sich mit Potenzmitteln meist nicht mehr reparieren; viele Männer werden impotent. Auch mit dem Wasserhalten klappt es oft nicht mehr. Etliche Herren, die im Alter Windeln tragen, wurden an der Prostata operiert.

Die Frage, wie häufig diese schlimmen Folgeerscheinungen auftreten, ist für Männer mit Diagnose Prostatakrebs natürlich von größter Bedeutung. Doch die Angaben dazu schwanken enorm: 20 Prozent bis 75 Prozent der Betroffenen würden durch die radikale Operation verletzt, heißt es im *Deutschen Ärzteblatt*, einige Zentren machten eine Komplikationsrate von weniger als zehn Prozent für sich geltend.[6] Systematisch und kontrolliert wird die Rate der Pannen und der schlechten Verläufe nach Prostataentfernungen nirgendwo erhoben. Der betroffene Mann hat keine Möglichkeit nachzuprüfen, ob im nächst gelegenen Krankenhaus Stümper oder Könner operieren.

Soll man sich da unters Messer legen? Da das Karzinom bevorzugt unter älteren Männern auftritt, ist kaum abzuschätzen, ob der aufwendige Eingriff das Leben überhaupt verlängert. Zu diesem Schluss kam eine Studie in Schweden an knapp 700 Männern mit diagnostiziertem Krebs in der Vorsteherdrüse. Die eine Hälfte von ihnen wurde radikal operiert, bei der anderen Hälfte warteten die Ärzte ab, was geschah. Nach sechs Jahren waren von den Operierten zwar weniger am Prostatakrebs gestorben als von den Nicht-Operierten. Doch berücksichtigt man alle Todesfälle an allen Ursachen wie auch Herzinfarkt und Schlaganfall, dann war die Sterblichkeit in den beiden Gruppen gleich.[7]

In Deutschland liegt das Sterbealter am Prostatakrebs bei etwa 78 Jahren – das sind paradoxerweise etwa drei Jahre mehr als die durchschnittliche Lebenserwartung. Denn in der Regel stirbt man *mit* und nicht *an* Prostatakrebs.

Wie kann es sein, dass die Krankheit so unterschiedlich verläuft? Die Antwort lautet: Protastakrebs ist keinesfalls ein einheitliches Leiden, sondern eher ein Spektrum von Störungen. Einige Varianten wuchern rasend schnell und raffen die Opfer dahin. Andere wachsen langsam, und die Betroffenen sterben an einer anderen Ursache, ohne den Krebs bemerkt zu haben. Wieder andere Gewebeveränderungen sehen unter dem Mikroskop zwar wie Krebszellen aus, und doch wachsen sie überhaupt nicht.[8]

Wer hat nun den friedlichen Krebs, wer trägt das potenziell tödliche Karzinom? Der PSA-Test ist untauglich, diese entscheidende Frage zu beantworten. Einer, der das besonders offen einräumt, ist ausgerechnet ein Pionier des Tests. Es ist der Urologe Thomas Stamey von der Stanford University in Kalifornien. Zu Beginn der 80er Jahre gehörte er zu den ersten Ärzten überhaupt, die einen erhöhten PSA-Wert mit Prostatakrebs in Verbindung brachten. Doch eines Tages machte Stamey sich einmal die Mühe, seine Annahme zu überprüfen. Alles was er brauchte, fand er in Tiefkühlschränken seiner Universität. Pathologen hatten

Vorsorge für die Vorsteherdrüse?

mehr als 1300 Vorsteherdrüsen eingefroren, die man ihren Trägern zwischen 1983 und 2003 entfernt hatte. Stamey untersuchte das Drüsengewebe und glich die Befunde mit den dazugehörenden PSA-Werten ab.

Die Formel, hoher PSA-Wert gleich bösartiger Krebs, war vor 20 Jahren durchaus stimmig, ergab die Untersuchung. In den frühen Proben fanden sich vielfach große und tatsächlich gefährliche Tumoren.

Doch im Laufe der Jahre, geprägt durch eine stete Ausweitung der PSA-Diagnose, ist dieser Zusammenhang weitgehend verschwunden. Stameys Drüsenbeschau offenbarte: In der neueren Vergangenheit wurden zunehmend jüngere und beschwerdefreie Männer getestet, dadurch erlaubte der PSA-Wert keine verlässliche Aussage über die Eigenschaften des Tumors. Mehr noch: In den letzten fünf Jahren der Untersuchung war der PSA-Wert nur noch ein Hinweis auf eine *gutartige* Prostatavergrößerung. Bei diesem weit verbreiteten Phänomen ist eine Drüsenentfernung gar nicht gerechtfertigt. Und nun zeigte sich: Dennoch waren Männer mit solch einer gutartigen Vergrößerung radikal operiert worden.

Seit dieser Erkenntnis wendet sich Stamey gegen den PSA-Test, den er einst mit in die Welt gesetzt hat. Aufgrund der Testerei würden Biopsien durchgeführt, die dann unweigerlich Krebsherde aufspüren, von denen die meisten keinen Krankheitswert besäßen. Denn von 100 000 Männern über 65 Jahren würden nur 226 (0,23 Prozent) an Prostata-Krebs sterben, gibt Stamey zu bedenken. »Unser Job ist es, damit aufzuhören, die Prostata eines jeden Mannes zu entfernen, der Prostata-Krebs hat«, fordert der kalifornische Urologe. »Die PSA-Ära ist vorbei.«[9]

Inzwischen gehen Forscher davon aus, dass eine PSA-Messung in 10 bis 15 Prozent der Fälle falschen Alarm schlägt: Ein Krebs wird angezeigt, wo gar keiner ist. Durch den Angst einflößenden Befund werden die Betroffenen zu einer Gewebeentnahme gedrängt und müssen noch froh sein, wenn das falsche Ergebnis dadurch wenigstens entdeckt wird. Denn auch die Biopsie hat ihre Tücken: Das Memorial Sloane-Kettering Cancer Center in New York unterzog 2000 Prostatadrüsen, die man aufgrund von Biopsie-Befunden herausgeschnitten hatte, einer abermaligen Musterung: In dreißig Prozent der ganzen Drüsen fanden sie entweder nur mikroskopisch kleine Karzinome, die niemals lebensbedrohlich geworden wären, oder sie entdeckten überhaupt keinen Krebs.[10]

Umgekehrt schließlich kann ein niedriger PSA-Wert einen Mann, der regelmäßig zur Vorsorge geht, in falscher Sicherheit wiegen. Selbst wenn das Ergebnis nicht über dem Schwellenwert von vier liegt, finden sich in 15 Prozent der Fälle sehr wohl Tumoren in der Prostatadrüse, die mitunter bedrohlich fortgeschritten sind.[11]

Diese Unsicherheiten erklären, warum der PSA-Test unter Medizinern so umstritten ist und warum ihn so viele für sich selbst ablehnen. »Der Nutzen einer solchen Maßnahme im Sinne eines verlängerten Überlebens von betroffenen Männern ist nach einhelliger wissenschaftlicher Auffassung nicht belegt«, urteilt das Deutsche Netzwerk Evidenzbasierte Medizin. »Das Schadenspotenzial, das vor allem in der unnötigen, nebenwirkungsreichen Behandlung von Männern liegt, die durch ihren Krebs nicht beeinträchtigt worden wären (so genannte Überdiagnostik), wird kaum thematisiert.«[12]

Vorsorge für die Vorsteherdrüse?

Die Früherkennung von Brustkrebs und Prostatakrebs sind Beispiele für den abnehmenden Grenznutzen der Medizin. Ein gewaltiger finanzieller Aufwand wird getrieben, eine gigantische Untersuchungsmaschinerie in Gang gesetzt. Der Nutzen am Ende erscheint jedoch äußerst gering und wird von kundigen Medizinerinnen und Medizinern in Frage gestellt. Würde man das Geld für Präventionsprogramme und Kampagnen gegen das Rauchen ausgeben, wäre der Gesundheit womöglich mehr geholfen.

Kapitel 7
Zweifel um Chemotherapie

In 25 Jahren kein Fortschritt bei fortgeschrittenen Krebsleiden?

Für Menschen mit Metastasen gilt die Chemotherapie als Behandlung der letzten Wahl, wenn sich die verstreuten Tochtergeschwülste mit Strahlen und Skalpellen nicht mehr erreichen lassen. Seit Jahrzehnten werden immer neue Substanzen eingesetzt. Oftmals verlangen Arzneimittelhersteller dafür astronomisch hohe Preise. Im Austausch versprechen sie ein längeres Leben.

»Chance für Lebenszeit!« heißt es etwa auf einem drei Meter großen Werbeplakat für ein Produkt aus der Klasse der Taxane, die sich chemisch von einer Substanz der Eibe ableiten. Der Hersteller eines Konkurrenzpräparats bewirbt es unter dem Motto: »Dem Leben eine Zukunft geben.«[1]

Epidemiologen und Ärzte des Krebsregisters der Universität München, es gilt als das beste in Deutschland, können diese Behauptung nicht nachvollziehen. »Was das Überleben bei metastasierten Karzinomen in Darm, Brust, Lunge und Prostata angeht, hat es in den vergangenen 25 Jahren keinen Fortschritt gegeben«, sagt Dieter Hölzel, Leiter des Münchner Tumorregisters.[2] Der Professor hat zusammen mit Onkologen die Krankengeschichten Tausender Krebspatienten dokumentiert, die in und rund um München seit 1978 nach dem jeweiligen Stand der Medizin behandelt wurden. Die Menschen litten im fortgeschrittenen Stadium an einem der vier besagten Organkrebse, also Darm, Brust, Lunge und Prostata. Mit jährlich etwa 100 000 Todesopfern allein in Deutschland sind diese Tumorarten die großen Killer.

Wie die Zahlen des Krebsregisters offenbaren, verlaufen die Erkrankungen heutiger Patienten leider nicht günstiger als jene der Leidensgenossen vor 25 Jahren. Während die Kurve für Darmkrebs eine geringfügige Besserung zeigt, ist die Überlebensrate für Brustkrebs im Laufe der Jahre sogar gesunken. Wahrscheinlich, sagt Dieter Hölzel, handele es sich nur um zufällige Schwankungen ohne Aussagekraft; aber selbst noch Schlimmeres hält er nicht für ausgeschlossen: »Ich befürchte, dass die systematische Ausweitung der Chemotherapie gerade bei Brustkrebs für den Rückgang der Überlebensraten verantwortlich sein könnte.«

Die Aussage des Krebsregisters der Universität München gilt ausdrücklich *nicht* für die medikamentöse Therapie von Lymphkrebsarten, Morbus Hodgkin, Leukämien, Sarkomen und Hodenkrebs. Diese Krankheiten können inzwischen in vielen Fällen auf geradezu spektakuläre Weise durch Chemotherapie geheilt werden. Ebenso wenig gilt Hölzels Verdikt für jene Chemotherapien, die vor einem chirurgischen Eingriff die Geschwulst verkleinern oder nach der Operation die verbliebenen Krebszellen zerstören

Zweifel um Chemotherapie

Abb. 7: Überlebensrate von Patienten

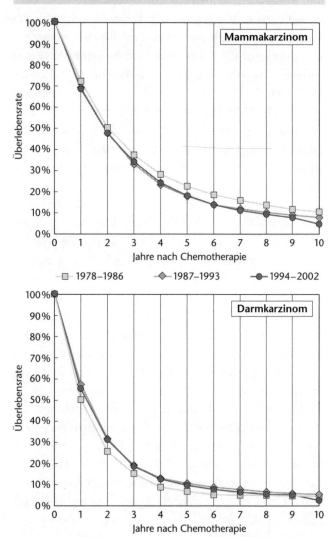

Quelle: Krebsregister der Universität München

In 25 Jahren kein Fortschritt bei fortgeschrittenen Krebsleiden?

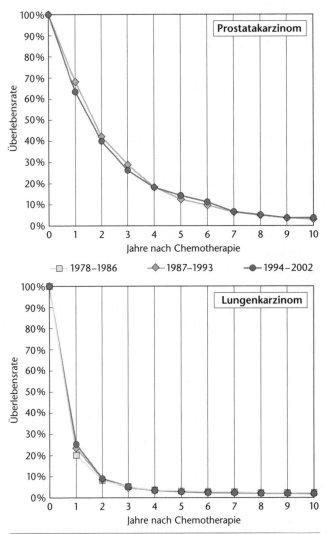

Quelle: Krebsregister der Universität München

Zweifel um Chemotherapie

sollen. Damit keine Missverständnisse aufkommen, sei eine Wiederholung gestattet: Für die zu Beginn dieses Absatzes erwähnten Krebsarten sowie für die adjuvante und die neoadjuvante Chemotherapie gilt der Befund der Münchner Epidemiologen *nicht*.

Düster hingegen liest sich die Bilanz bei den genannten soliden Tumoren im fortgeschrittenen Stadium. Das zeigen auch Zahlen des National Cancer Institute in den USA. Die »Überlebensraten für Menschen mit fortgeschrittenen Krebserkrankungen haben sich in den vergangenen 20 Jahren wenig verändert«, urteilt Ruth Etzioni vom Fred Hutchinson Cancer Research Center in Seattle.[3] Wolfram Jäger, Leiter der Gynäkologie der Städtischen Kliniken der Landeshauptstadt Düsseldorf, bewertet die Chemotherapie des fortgeschrittenen Brustkrebs so: »Es gab und gibt keine Erfolge. Da werden riesige Mengen von Frauen behandelt, ohne dass ein Nutzen tatsächlich bewiesen wäre. Wenn Sie das den Patientinnen sagen, die verzweifeln ja total.«

Die Zytostatika greifen auf unterschiedlichste Weise in die Vermehrung von Zellen ein. Weil Tumorzellen sich häufiger teilen als die meisten anderen Körperzellen, sind Geschwülste und Metastasen für Zytostatika besonders anfällig: Sie können schrumpfen (»Remission«) und mitunter (im Allgemeinen vorübergehend) verschwinden. Zugleich können Zytostatika auch gesunde Zellen, die sich rasch teilen, schädigen: die Zellen der Haarwurzeln etwa, aber auch die Blut bildenden Zellen des Knochenmarks. Weil sie bei Leukämien oder Lymphomen die spektakulären Erfolge erzielten, wurden Chemotherapien bald auch den vielen Patienten mit fortgeschrittenen Organtumoren verordnet.

Doch leben Menschen mit Metastasen unter einer Chemotherapie überhaupt länger als Menschen, die ohne Zytostatika medizinisch betreut werden? Entscheidende Vergleichsstudien wurden nicht durchgeführt.

Auch in Zukunft wird sich die Frage wohl nicht mehr beantworten lassen. Einmal auf dem Markt, erachten es Ärzte als »unethisch«, Patienten ohne Zytostatika zu behandeln. In klinischen Studien vergleichen Hersteller in aller Regel nur neue mit alten Zellgiften; Kontrollgruppen, die keine Zytostatika erhalten und je erhielten, gibt es so gut wie nicht. Um auf den Markt zu kommen, gilt es, an handverlesenen Testpersonen einen Vorteil gegenüber einem bereits zugelassenen Zytostatikum als »statistisch signifikant« darzustellen. Das Kriterium des Nachweises eines längeren Überlebens ist auf dem wichtigsten Markt überraschenderweise gar nicht zwingend: Um von der amerikanischen Arzneimittelbehörde FDA zugelassen zu werden, bedarf es für Krebsmittel keines Nachweises eines lebensverlängernden Effekts. Auf 75 Prozent der Mittel (53 von 71), die zwischen 1990 und 2002 von der FDA zugelassen wurden, traf das zu. Die Mittel zeigten in den eingereichten Prüfunterlagen keinen lebensverlängernden Effekt und wurden nur deshalb zugelassen, weil sie offenbar auf andere so genannte Endpunkte wirkten: Anspruchsrate, Schwere von Atembeschwerden, Auftreten von Nebenwirkungen.[4]

In den vielen tausend Forschungsmitteilungen der Industrie fällt es schwer, Hinweise auf einen Überlebensvorteil zu finden. Für das metastasierte Mammakarzinom etwa deuten nur zehn Studien an, ein bestimmter Zytostatika-Cocktail verlängere das Leben im Vergleich zu einer anderen Mixtur, aber vielleicht ist alles nur Zufall. Weil

Zweifel um Chemotherapie

Abb. 8: Patienten mit Fernmetastasen

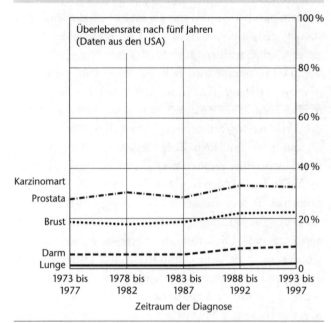

*Quelle: Etzioni, Ruth et al.: The case of early detection.
In: Nature Reviews/Cancer 3, 2003, S. 1–10*

nämlich tausende Vergleichsstudien durchgeführt wurden, gibt der Heidelberger Biostatistiker Ulrich Abel zu bedenken, seien »statistisch auffällige Unterschiede in einer erheblichen Zahl von Studien einfach auf Grund des Zufalls zu erwarten«.

Zudem werden Studien in der Onkologie unter besonderen Bedingungen durchgeführt: Fast zwei Drittel der Krebspatienten sind 65 Jahre oder älter, aber in klinischen Studien hat nur ein Viertel der Probanden das 65ste Lebensjahr erreicht.[5] Offenbar lassen sich die an den vergleichsweise jungen Testpersonen gemessenen Effekte nicht auf die ganz normalen, meist älteren Patienten übertragen. Grotesk mutet es an, wenn Probanden, die auf die jeweiligen Zytostatika gar nicht ansprechen, von einer laufenden Studie und deren Auswertung ausgeschlossen werden, damit sie das Endergebnis nicht verderben.[6]

Wenn Studienresultate ihre Arbeit nicht stützen, berufen sich Onkologen gerne auf Erfolge, die sie in Einzelfällen erzielt haben wollen: Der kranke Vater, der noch die Abiturfeier des Sohnes miterleben wollte – und das dann noch geschafft hat. Doch der umgekehrte Fall ist leider genauso häufig: kurz vor der Feier ist Vater dann doch gestorben. Krebspatienten können ihren Tod nicht aufschieben, um noch einen wichtigen Tag zu erleben. Das ergab ein Blick ins Sterberegister des US-Staates Ohio: Mehr als 300 000 Menschen waren im Laufe eines Jahrzehnts an Krebs gestorben, es gab keine Häufung der Todestage an oder kurz nach Weihnachten, Thanksgiving oder den jeweiligen Geburtstagen.[7] Einzelfälle sagen über die Wirksamkeit einer Arznei nichts aus, das können nur vergleichende klinische Studien.

Die Mittel, um die es bei alledem geht, sind toxisch und haben schwere Nebenwirkungen. Manche der frühen Chemotherapeutika rafften binnen wenigen Wochen etliche Patienten dahin und mussten vom Markt genommen werden. Andere Medikationen bedeuteten vielfach, schwerste Nebenwirkungen in Kauf zu nehmen. Die Menschen verloren die Haare und den Appetit, mussten sich übergeben, waren angeschlagen und wurden von Entzündungen geplagt. Zudem keimte bei einigen Medizinern langsam der Verdacht, dass die so gepriesenen Zytostatika Metastasen leider nur vorübergehend schrumpfen ließen, dass sie das

Zweifel um Chemotherapie

Leben nicht nennenswert verlängerten und dass sie die Leiden von Patienten womöglich vergrößerten.

Im September 1985 erklärte der inzwischen verstorbene Klaus Thomsen, damals seit zwei Jahrzehnten Direktor der Gynäkologie des Universitätsklinikums Hamburg-Eppendorf, auf einem internationalen Kongress in Berlin: »Es sollte uns nachdenklich stimmen, wenn eine zunehmende Zahl von Ärztinnen und Ärzten sagt: An mir würde ich eine solche Therapie nicht vornehmen lassen.«[8]

Es war dies nicht das Bekenntnis eines einzelnen Ketzers. Umfragen offenbarten damals, dass viele Onkologen an sich selbst keine Behandlung mit Zytostatika durchführen lassen würden. In einer der Erhebungen zeigte man Ärzten, die Menschen mit Lungenkrebs behandelten, echte Studienprotokolle und fragte: Wären Sie im Falle einer eigenen Lungenkrebserkrankung bereit, an der Studie teilzunehmen? Von den insgesamt 79 befragten Ärzten lehnten 64 ab. Die angebotene Kur erschien ihnen zu toxisch und zu unwirksam.[9]

Anfang der 90er Jahre war es dann Ulrich Abel von der Universität Heidelberg, der den Finger in die Wunde legte. Ein Jahr lang hatte der Wissenschaftler mehrere tausend Publikationen zur Chemotherapie gesichtet. Erschüttert stellte er fest, dass »bei den meisten Organkrebsen keinerlei Belege dafür existieren, dass die Chemotherapie – speziell auch die immer mehr um sich greifende Hochdosistherapie – die Lebenserwartung verlängert oder die Lebensqualität verbessert«.[10]

Namhafte Onkologen stimmten dem Verdikt zu – die Ausbreitung der Chemotherapie konnte das nicht stoppen. Wohl nicht zuletzt, weil die Ärzte ihren Patienten nicht ein-

In 25 Jahren kein Fortschritt bei fortgeschrittenen Krebsleiden?

gestehen wollen, dass sie besagten Organkrebsen wehrlos gegenüberstehen, ist die Chemotherapie zu einem Glaubenssatz geworden, zu einem Dogma der Medizin. Typisch ist der Satz, der sich in einer Patienteninformation der Techniker Krankenkasse findet: »Die weitere Entwicklung und Forschung mit neuen Medikamenten führt zu einer ständigen Verbesserung der Tumorbehandlung durch die Chemotherapie.«[11] In der öffentlichen Meinung hat sich der Eindruck verfestigt, alles werde immer besser. Der Arzt spricht von Remissionen, der Patient versteht Lebensverlängerung. Das Dogma stellt alle Beteiligten zufrieden, denn das Prinzip Hoffnung bleibt gewahrt. Der Düsseldorfer Frauenarzt Wolfram Jäger sagt: »Der Arzt ist froh, dass er etwas anbieten kann, die Patienten sind froh, dass sie etwas nehmen können, und die Industrie freut sich.«

Arzneimittelhersteller bringen seit Jahrzehnten immer neue Sorten von Zytostatika auf den Markt; in den 70er Jahren waren 5, in den 90er Jahren dagegen bereits rund 25 Mittel zugelassen. »Wenn da jedes Mal ein kleiner Fortschritt gemacht wurde«, wundert sich der Münchner Epidemiologe Hölzel, »dann hätte das in den vergangenen Jahrzehnten zu bemerkenswerten Verbesserungen führen sollen. Die aber können wir in unserem Krebsregister nicht ablesen.«

Dafür sind die Preise der Mittel gewaltig gestiegen. In den vergangenen Jahren entwickelte Zytostatika kosten das Mehrfache der früher verwendeten Präparate. Ärzte in Onkologie-Praxen mit mehr als 1000 Patienten verschreiben jedes Quartal Medikamente im Wert von etwa 1,5 Millionen Euro. Bundesweit summierte sich der Umsatz der Zytostatika zwischen August 2003 und Juli 2004 auf 1,8

Zweifel um Chemotherapie

Milliarden Euro – ein Plus von 14 Prozent im Vergleich zum Vorjahr. Weltweit sind die Umsätze Schätzungen zufolge von 5,93 Milliarden Dollar in 1996 auf 16,11 Milliarden Dollar in 2004 gestiegen.[12]

Die Pharmakologen Silvio Garattini und Vittorio Bertelé aus Mailand haben die klinischen Daten von zwölf Krebsmitteln untersucht, die zwischen 1995 und 2000 von der Europäischen Arzneimittelbehörde (Emea) in London zugelassen worden sind. Im Vergleich zu den bis dahin gebräuchlichen Standardtherapien verbesserten die neuen Arzneien der Analyse zufolge weder das Überleben noch die Lebensqualität und auch nicht die Sicherheit der Anwendung. Sie sind aber viel, viel teurer. Garattini und Bertelé, beide Mitglieder eines Komitees der Emea, im *British Medical Journal*: »Ein Temozolomid-Zyklus kostet etwa 350-mal viel wie ein Procarbazin-Zyklus, obwohl es ernste Zweifel gibt über den tatsächlichen Nutzen beider Behandlungen.« Die Mailänder Experten warnen vor falschen Hoffnungen: »Neue Zulassungen wecken Erwartungen, die durch die direkte und indirekte Werbung der pharmazeutischen Firmen in den Medien noch geschürt werden«, aber »diese Erwartungen sind auf Grundlage der Studienergebnisse womöglich gar nicht gerechtfertigt«.[13]

Die Befürworter der Chemotherapie verweisen gerne auf zwei Übersichtsarbeiten, die den Nutzen ihres Tuns zu belegen scheinen. So haben französische Forscher die Verläufe von insgesamt 724 Patientinnen mit metastasiertem Brustkrebs verglichen. Demnach hat sich die Überlebensrate drei Jahre nach Diagnose von 27 Prozent (Behandlung zwischen 1987 und 1993) auf 43 Prozent (1994 bis 2000) erhöht.[14]

In 25 Jahren kein Fortschritt bei fortgeschrittenen Krebsleiden?

Epidemiologen jedoch führen den Effekt auf einen statistischen Trugschluss zurück. Die metastasierten Brustkrebse im Zeitraum 1994 bis 2000 wurden aufgrund besserer Diagnostik frühzeitiger erkannt als die alten Fälle. Dadurch enthält das neuere Patientenkollektiv mehr Menschen, deren Erkrankung vergleichsweise früh erkannt wurde und deren Überlebenszeit (der Zeitraum zwischen Erstdiagnose und Tod) mehr Tage zählt. Allein das schlägt sich in einer verbesserten Überlebensrate nieder – ohne jedes Zutun einer Therapie. Dieser auch Will-Rogers-Phänomen genannte Effekt bedeutet: Eine verbesserte Überlebensrate lässt keinen Schluss auf Fortschritte in der Behandlung zu.[15]

Onkologen wie Siegfried Seeber von der Deutschen Gesellschaft für Hämatologie und Onkologie wiederum stützten sich auf eine Mitteilung texanischer Ärzte, als sie in 2002 für Chemotherapie warben und Patientinnen »ganz erheblich verbesserte Langzeitchancen« versprachen.[16] Ohne Zweifel klangen die Zahlen aus Texas imposant: Die Fünf-Jahres-Überlebensrate von Frauen mit metastasiertem Brustkrebs habe sich in den Jahren 1974 bis 2000 kontinuierlich verbessert: von 10 Prozent auf 44 Prozent. Allerdings: In der Studie werden Frauen *mit* und solche *ohne* Metastasen miteinander verglichen. »Die Gruppen aus jüngerer Zeit waren verzerrt durch Patientinnen mit günstigeren Prognoseprofilen«, räumen die Autoren des Jubelartikels in einem versteckten Satz ein.[17]

Nachdem sie die Zahlen des Münchner Krebsregisters eingeordnet hat, schlägt die Deutsche Gesellschaft für Hämatologie und Onkologie realistische Töne an. In einer Pressemitteilung heißt es: »In der Tat hat sich an den Überlebensaussichten der gesamten Patientengruppe mit Metastasen bei Brustkrebs, Prostatakrebs oder Lungenkrebs wenig geändert.«[18]

Dieser ehrliche Umgang mit der Bilanz der Chemotherapie macht den Weg frei, nach neuen, wirksameren Waffen gegen die häufigen Krebsarten zu suchen und etwaige Therapiefortschritte dann auch systematisch zu dokumentieren. Die Erwartungen richten sich vor allem auf neuartige Antikörper, die Tumoren zielgerichtet angreifen sollen.[19] Der Nutzen des neuen Therapieansatzes ist noch nicht klar. Die Erwartungen sind hoch – hoffentlich werden sie erfüllt.

Kapitel 8
Mythen der Orthopädie

Übertherapie an Knochen und Knorpeln

Ihr Skelett besteht aus 208 Knochen, vielleicht sind es aber auch 214. Auf Anhieb lässt sich das nicht genau sagen, die Anzahl der Kleinknochen in Fuß und Wirbelsäule variiert von Mensch zu Mensch. Auch sonst ist kein Erdenbürger so gewachsen wie ein anderer. Die Grenzen zwischen gesund und krank sind fließend – Orthopäden tut sich da ein weites Betätigungsfeld auf.

Vor einigen Jahrzehnten beispielsweise durchleuchteten sie die Hüften von Kindern und Jugendlichen und maßen auf den Röntgenbildern die Winkelgrade des Oberschenkelknochens. Durch die Knochengeometrie wollten die Ärzte Ganganomalien nachweisen, die sie für operationswürdig hielten. Nicht bei allen jungen Leuten, so schien es, schritt die Ausrichtung des Oberschenkelknochens altersgerecht voran: Der Hüftkopf stand nicht tief genug im Gelenk. Die Kinder liefen mit nach innen gedrehten Beinen, weil sie das als angenehmer empfanden.

Einwärtsgang (»idiopathische Coxa antetorta«) nannten

Orthopäden das Phänomen, das ihrer Ansicht nach 13 Prozent aller Kinder betraf. Als Ursachen wurden unter anderem Schlafgewohnheiten (ständige Bauchlage) und Sitzgewohnheiten (umgekehrter Schneidersitz) beschuldigt. Das resultierende Gangbild sei einerseits unschön, befanden Ärzte. Zum anderen führe es mit der Zeit zum Verschleiß, zur Arthrose des Hüftgelenks. Folglich wurde der Einwärtsgang als Krankheit, als präarthrotische Deformität, eingestuft und operiert: Ende der 60er Jahre machten Orthopäden sich im großen Stil daran, die Oberschenkelknochen auf dem Operationstisch in eine vermeintlich günstigere Stellung zum Hüftgelenk zu rücken.[1] Für die Kinder eine qualvolle Prozedur. Mit Sägen durchtrennten Ärzte ihre Oberschenkel (Osteotomie) meist beidseitig, sie drehten das obere Stück mit dem Schenkelhals und dem Hüftkopf nach innen und machten es mit Platten und Schrauben wieder am unteren Stück des Oberschenkels fest. Wenn die Knochen wieder ausreichend zusammengewachsen und die Muskeln wieder kräftig genug waren, dann konnten die Kinder gerade und nach medizinischer Sicht normal laufen.

Schweizer Ärzte wurden jedoch misstrauisch und wollten wissen, ob die aufwendige Behandlung des Einwärtsganges überhaupt gerechtfertigt ist. An vier Kliniken für Orthopädie wurden 148 Patienten, die als Kinder fast alle einen Einwärtsgang aufwiesen, bis zum Abschluss des Knochenwachstums beobachtet – ohne sie zu operieren. Siehe da: Mehr als 80 Prozent der nunmehr Jugendlichen liefen völlig normal, und bei fast 90 Prozent hatte sich die einstige Fehlstellung – vor allem während des rasanten Wachstums in der Pubertät – spontan zurückgebildet. Über Hüftschmerzen berichtete nur einer von ihnen.[2]

Übertherapie an Knochen und Knorpeln

»Größte Zurückhaltung« bezüglich der Operation forderten die Schweizer Forscher Ende der 70er Jahre. Doch es dauerte mindestens noch ein Jahrzehnt, ehe die neuen Erkenntnisse die Operationslust der Orthopäden gebändigt hatten. Indessen mussten manche der behandelten Kinder kuriose Ergebnisse in Kauf nehmen. Bei ihnen waren zwar die Oberschenkel einwärts gedreht, die Unterschenkel und Füße jedoch eher nach außen gewandt. Durch die Umstellung der Oberschenkel wurden Unterschenkel und Füße automatisch noch weiter nach außen gedreht – ein Außendrehgang wie bei Charlie Chaplin war entstanden. Erst der abermalige Griff zur Knochensäge – diesmal wurden die Unterschenkel umgestellt – konnte das Malheur reparieren.

Bis heute durchziehen trügerische Therapien die Orthopädie. Krankengymnastische Übungen jedweder Art beispielsweise helfen dem Patienten zwar durchaus, den Glauben an eine Besserung nicht zu verlieren. Allerdings ist die Gymnastik nicht imstande, den Verlauf einer akuten Schmerzattacke nennenswert zu verkürzen.[3] Die landläufige Meinung, eine schlechte Haltung von Kindern führe zu Rückgratsverkrümmungen im Erwachsenenalter, entbehrt der Grundlage. Eine Langzeitbeobachtung von mehr als 500 Schülern einer baden-württembergischen Schule etwa ergab: Zwar traten im vorpubertären Wachstumsschub durchaus Haltungsauffälligkeiten auf. Doch nach dem Abschluss des Wachstums normalisierten sich diese Haltungstypen wieder – einer Therapie hatte es nicht bedurft.

Vielfältige Mythen seiner Disziplin hat der Orthopäde Marcus Schiltenwolf in seiner Antrittsvorlesung als Professor an der Universitätsklinik Heidelberg beschrieben.[4] Das

O-Bein etwa erklärten Mediziner ebenfalls zur Deformität, die zu einer Überanspruchung des Gelenkknorpels führe. Aus wissenschaftlicher Neugier, aber auch aus Eigeninteresse hat sich Schiltenwolf auf die Suche nach Belegen gemacht, »wie schnell denn dem O-Bein die Arthrose folgt«.

Erst nach langer Recherche stieß Schiltenwolf auf eine Veröffentlichung zum Thema. Ein Chirurg aus Bochum hatte im Auftrag der Bundesanstalt für Unfallforschung und Arbeitsschutz den Zusammenhang von Beinfehlstellungen und Kniearthrosen an 1000 Menschen untersucht. Sein Ergebnis: Diejenigen, die auf geraden Beinen durchs Leben gehen, haben eine geringfügig *höhere* Arthroserate als die O-Bein-Probanden. Die andere lehrreiche Erkenntnis war: Probanden, deren Knie im Beruf belastet und verschlissen wurden, entwickelten nach langjähriger Berufstätigkeit zehnmal häufiger O-Beine als jene, deren Knie nicht belastet wurden. Demnach gilt der Umkehrschluss, sagt Schiltenwolf. Nicht das O-Bein mache den Gelenkverschleiß, vielmehr mache der Gelenkverschleiß das O-Bein.

Auch in die Füße ihrer Mitmenschen deuten Orthopäden Krankhaftes hinein. Der echte Sichelfuss (»Pes adduktus«) beispielsweise ist sichelförmig nach innen gedreht. Er tritt meist nur auf einer Seite auf, kann zu einem watschelnden Gang führen – und wird eifrig behandelt: mit Massagen, Gipswickeln, Einlagen und schlimmstenfalls mit der Operation der Mittelfußknochen. Doch seltsam: Der Sichelfuß findet sich unter jenen älteren Kindern, die gar nicht behandelt wurden, nur noch selten und ist unter Erwachsenen nahezu unbekannt. Seine spontane Rückbildungsrate liegt bis zum dritten Lebensjahr nämlich bei 96 Prozent. Welche Kinder zu den verbleibenden vier Prozent zählen werden, kann man anfangs nicht erkennen. Ist aber auch nicht so wichtig: Auch an älteren Menschen mit Sichelfuß können Ärzte kein Fußleiden feststellen.

»Wenn nun aber fast alle dieser Füße eine spontane Heilung aufweisen«, wundert sich Orthopäde Schiltenwolf, »handelt es sich dann um Heilung im eigentlichen Sinn, führen wir eine Behandlung durch oder begleiten wir den Spontanverlauf durch überbrückendes, aber letztendlich sinnloses, da zielloses Handeln?«

Heillose Handgriffe

Die Chirotherapie (auch manuelle Therapie oder Osteopathie genannt) an der Wirbelsäule wird von niedergelassenen Ärzten, Physiotherapeuten und medizinischen Bademeistern jedes Jahr schätzungsweise 40 Millionen Mal angewandt und ist eine der häufigsten erbrachten Leistungen des deutschen Gesundheitssystems. Eine Fülle von Übersichtsarbeiten und Studien jedoch hat keinen Hinweis dafür finden können, dass die Wirksamkeit der Prozeduren über den Placeboeffekt hinausgeht.

Unstrittig und dokumentiert indes sind die Gefahren der Chirotherapie. Das Ziehen und Zerren am Hals hat in vielen Fällen schon einen Riss der Innenhaut der Halsarterie und dadurch eine Minderdurchblutung des Gehirns verursacht. Jeden Werktag, das legen Hochrechnungen nahe, erleiden in Deutschland zwei Menschen solch einen Schlaganfall in den Händen eines Chiropraktikers. In sehr seltenen Fällen sind Patienten daran sogar gestorben.[5] Die

Deutsche Schlaganfall-Gesellschaft warnt deshalb eindrücklich »vor Manipulationen an der Halswirbelsäule«.[6]

Selbstheilung im Gelenk

Mitunter dauert es eine Medizinergeneration, ehe ein Therapieansatz, der eigentlich schon als sinnlos erkannt ist, vollends aus der ärztlichen Praxis und Lehrbüchern verschwunden ist. Als Beispiel dafür sei das Nähen gerissener Sprunggelenkbänder genannt. Vom Außenknöchel zum Sprung- und Fersenbein verlaufen drei Bänder. Sie geben dem Sprunggelenk Halt, können aber reißen, wenn man umknickt. In den siebziger Jahren begannen Orthopäden und Chirurgen, die gerissenen Enden zusammenzunähen. Der Eingriff verhindere das Ausleiern der Bänder. Mit lockeren Bändern aber, so wurde räsoniert, fehle die ausreichende Stabilität. Der Betroffene werde unentwegt stolpern und sich womöglich das Sprunggelenk brechen.[7]

Zunächst bedurfte es der Entwicklung einer ausgefeilten Diagnostik, um gerissene Bänder überhaupt nachzuweisen. Üblich waren Röntgenaufnahmen des nach innen geknickten Fußes, um die im Vergleich zum gesunden Fuß kleinen Unterschiede aufzuspüren. Das war die Rechtfertigung für eine Operation und stellte alle zufrieden. Der Eingriff glückte fast immer. Die Wunde eiterte nur selten. Die Patienten konnten nach wenigen Wochen wieder Sport treiben.

In den achtziger Jahren regten sich erste Zweifel, ob die Operation überhaupt Sinn hat. Vor der OP-Welle hatte man den Patienten ja bloß einen Salbenverband angelegt.

Nach den Behauptungen der Operateure müssten diese Menschen nun mit lockeren Sprunggelenken durch die Weltgeschichte tapsen – doch solche Patienten waren nirgends zu sehen. Der Heidelberger Orthopäde und Sportwissenschaftler Hans-Martin Sommer ging dem Mysterium nach, und zwar in einer Studie an 100 Sportlern, deren Sprunggelenkbänder zerrissen waren. Ein Teil von ihnen wurde operiert; die anderen erhielten bloß einen Zinkleimverband.

Schon nach einigen Wochen konnten Nicht-Operierte ebenso flink rennen und springen wie ihre operierten Leidensgenossen. Als Hans-Martin Sommer das Resultat 1986 auf dem Kongress der Unfallchirurgen in Berlin vorstellte, waren viele hochgezogene Augenbrauen zu sehen. Naturgemäß waren die Operateure wenig erbaut über die guten Ergebnisse der Zinkleimverbände und zweifelten deren langfristigen Erfolg an. Aber: Es kamen weitere Studien hinzu, welche Sommers Ergebnis bestätigt haben. Betrachtet man die zerrissenen und blutunterlaufenen Bänder bei einer Operation, können tatsächlich Zweifel aufkommen, ob der Körper die verdrehten Enden tatsächlich wieder korrekt zusammenfügt. Viele Hochleistungssportler bevorzugen deshalb die Operation. Und doch fehlt bis heute jeder Beweis, dass der Chirurg dem Gelenk mehr Halt gibt als ein Salbenverband und die Selbstheilungskräfte.

Mythen der Orthopädie

Die sinnloseste 5000-Dollar-Operation der Welt

Behandlungswellen werden immer wieder durch neue, oftmals faszinierende Techniken ausgelöst. Anfang der achtziger Jahre beispielsweise trat die Schlüssellochchirurgie einen unerhörten Siegeszug an. Viele Operationen wurden weniger aufwendig. Was früher einen mehrwöchigen Krankenhausaufenthalt bedeutete, lässt sich heute oftmals ambulant machen.

Besonders eklatant verlief der Anstieg der Kniegelenkspiegelung durchs Schlüsselloch. Am Anfang war die Gelenkspiegelung oder Arthroskopie noch eine Untersuchungsmethode, und zwar für Menschen mit Knieproblemen. Mit ihr konnten Mediziner schadhafte Stellen im Gelenk erkennen, die ihnen auf Röntgenbildern verborgen blieben. Mitte der achtziger Jahre begannen Ärzte damit, im Zuge einer Arthroskopie auch verletzte Menisken, eingerissene Bänder, rheumatische Entzündungen und abgenutzte Knorpel zu operieren.

Es reichen kleine Schnitte für drei dünne Kanülen. Durch ein Röhrchen fließt Flüssigkeit ins Gelenk, auf dass es sich ausdehnt. Ein winziges Arthroskop mit Lichtquelle und Videokamera überträgt die Bilder aus dem Knie auf einen Monitor. Über den dritten Zugang werden ausklappbare Instrumente zur wehen Stelle manövriert. Es fließt kaum Blut, die Gelenkkapsel bleibt unversehrt, die kleinen Schnitte heilen rasch.

Sehr häufig kommt die Arthroskopie zum Einsatz, wenn das Kniegelenk arthrotisch, also verschlissen ist. Knorpel ist abgebaut oder beschädigt, und häufig finden sich im Gelenk lose Knorpelstückchen und Enzyme – sie stehen im Verdacht Entzündungen und Schmerzen hervorzurufen. Die Ärzte spülen an die zehn Liter Flüssigkeit durch das Knie, gegebenenfalls entfernen sie mit Instrumenten lockeres Knorpelmaterial und glätten raue Oberflächen – fertig ist die so genannte Kniegelenkstoilette.

Die hat sich zu einer der häufigsten Prozeduren in der Medizin überhaupt gemausert. Im Jahr 2000 wurden mehr als 63 000 Menschen mit Arthrose im Knie aus deutschen Krankenhäusern entlassen, 83 Prozent von ihnen hatte man operiert. Insgesamt werden in den deutschen Kliniken jedes Jahr mehr als 180 000 Knie arthroskopisch traktiert; hinzu kommen Hunderttausende von Eingriffen, die in Praxen stattfinden.[8] In den USA liegt die Arthroskopie ebenfalls im Trend und nährt eine eigene Industrie. Mehr als 650 000 Prozeduren bringen jedes Jahr mehr als 3,25 Milliarden Dollar Umsatz.

Einer, der da lange Zeit tüchtig mitgemischt hat, ist Bruce Moseley. Als Arzt der amerikanischen Basketballnationalmannschaft pflegte er kostbare Sportlerknochen, als Orthopäde am Veterans Affairs Medical Center im texanischen Houston behandelte er rheumatische Kniegelenke. Seine meist älteren Patienten hatten eine Arthrose, der Knorpel in ihren Kniegelenken war abgerieben und gescheuert. Moseley spülte die Gelenke aus, glättete inwendige Kanten, und seinen Patienten tat es gut.

Ehrgeizig wie er war, wollte Moseley wissen, ob es denn nun besser sei, das Knie bloß auszuspülen oder ob es besser sei, es auszuspülen und zusätzlich Knorpel zu glätten. Eine Kollegin indessen schlug vor, bei der Gelegenheit auch einmal den Effekt einer Scheinoperation zu testen. Denn die Ärztin hielt an der Arthroskopie allenfalls das Ritual für

Mythen der Orthopädie

segensreich. »Ich sage es wirklich nicht gerne«, meinte sie, »aber Chirurgie könnte den größten Placeboeffekt überhaupt haben.«[9]

Der Satz war der Startschuss für eine der größten je unternommenen Studien zu Scheinoperationen. 180 Patienten mit mittelschwerer Knie-Arthrose wurden nach dem Zufallsprinzip unterschiedlichen Gruppen zugeteilt. Wer in welcher Gruppe war, erfuhr Bruce Moseley aus versiegelten Briefen, die er erst unmittelbar vor der Operation öffnete. Die einen Patienten intubierte der Arzt, gab ihnen eine Vollnarkose und behandelte sie dann arthroskopisch. Wie genau, erfuhr er ebenfalls aus den Briefen: entweder wurde das Knie durchgespült oder es wurde gespült und geglättet.

Die anderen, die Patienten der Placebo-Gruppe, indes wurden mit einer Spritze in einen Dämmerschlaf versetzt. Sie erhielten ein starkes Schmerzmittel und wurden über eine Maske mit Sauerstoff versorgt. Moseley ritzte ihnen mit dem Skalpell drei kleine Wunden ins Knie und bewegte das Bein wie bei der richtigen Operation. Ein Assistent goss Wasser in einen Eimer, um die Spülgeräusche zu simulieren. Auch wenn die Probanden schliefen – alles sollte so echt wie möglich wirken.

Sämtliche Patienten wurden noch eine Nacht im Krankenhaus betreut und dann entlassen. Keiner erfuhr, was mit seinem Knie geschehen war. Es war aber auch egal: Zwei Jahre nach dem Experiment waren nahezu alle Patienten zufrieden mit dem Eingriff und in vielen Fällen froh, ihre Schmerzen losgeworden zu sein – egal, ob sie nun operiert worden waren oder nicht.[10]

Moseleys Lehre aus dem Placebo-Spektakel: Das Geld für die 5000 Dollar teure Arthroskopie kann man sparen. Versprengte Knorpelfragmente und Enzyme spielen für die Schmerzen im Knie eine zu vernachlässigende Rolle. Die Toilette am Knie ist bloß teure Kosmetik und lenkt nur ab von wichtigen Auslösern der Arthrose: Muskelschwäche und Fettleibigkeit. Durch Training und Sport kann jeder ganz konkret seine Kniegesundheit schützen. Wer einige Kilogramm an Körpergewicht abnimmt, verringert sein Arthrose-Risiko schon ganz beträchtlich. Aber auch bei bereits bestehendem Gelenkverschleiß im Knie ist »Bewegung eine sichere und wirksame Behandlungsalternative«.[11] Ein moderates Training vermindert den Gelenkschmerz, erhöht die Trittsicherheit und verbessert das Leistungsvermögen.

Nadelstiche gegen die Schulmedizin

Zunehmend setzen Orthopäden auf kleine Stiche – und erzielen damit offenbar größere Erfolge als mit dem Repertoire der Schulmedizin. So jedenfalls besagt es die weltweit größte Untersuchung zur Wirksamkeit der Akupunktur. Im Zuge der Initiative Akupunktur-Studien (German Acupuncture Trials, kurz: Gerac) wurden 1162 Menschen mit Rückenschmerzen und 1039 Menschen mit Knieschmerzen untersucht. Die Teilnehmer wurden nach dem Zufallsprinzip der Standardtherapie zugeordnet oder einer von zwei Akupunktur-Gruppen: Entweder wurden die Nadeln gemäß der traditionellen chinesischen Medizin (TCM) gesetzt oder sie wurden an beliebigen Stellen und nicht so tief in die Haut gepiekst – eine Phantasie-Akupunktur.

Die von deutschen Hochschulmedizinern durchgeführte Studie lieferte zwei aufschlussreiche Ergebnisse. Einmal, die Phantasie-Akupunktur ist fast so gut wie das traditionelle Vorbild aus China. Zum anderen schneidet die Standardtherapie schlechter ab als beide Nadeltherapien. Den Rückenkranken erging es nach sechs Monaten so: In der Gruppe mit TCM-Akupunktur hatten 47,6 Prozent deutlich weniger Beschwerden, in der Phantasie-Gruppe galt das für 44,2 Prozent. Die Standardtherapie hinkte hinterher: 27,4 Prozent der Probanden fühlten sich besser. Nicht viel anderes erlebten die Kniekranken. Die Erfolgsraten unter den Patienten mit TCM-Akupunktur (51 Prozent) und Phantasie-Akupunktur (48 Prozent) liegen deutlich höher als jene der Standardtherapie (28 Prozent). Die Akupunktur erscheint damit als gute Alternative. Allerdings bezweifeln Kritiker die Stichhaltigkeit der Studie. Die Patienten wurden nämlich von überzeugten Anhängern der Akupunktur nachuntersucht. Deren vorgefasste Meinung hat womöglich dazu geführt, dass sie der Standardtherapie ein zu schlechtes Zeugnis ausstellten.[12]

Das Zaudern der Orthopäden

Interessanterweise ist Zurückhaltung gegenüber diesen und anderen Verfahren unter Orthopäden durchaus verbreitet – allerdings dann, wenn es um den eigenen Körper geht. Die im ersten Kapitel angerissene Umfrage unter 169 in ganz Deutschland niedergelassenen Orthopäden hat offenbart, dass die Mehrheit der ärztlichen Experten im Falle einer persönlichen Erkrankung viele Standardprozeduren für sich selbst ablehnen würde. Nicht nur, dass 83 Prozent der Orthopäden die Operation des eigenen Bandscheibenvorfalls selbst bei andauernden Schmerzen für überflüssig halten (dazu mehr im folgenden Kapitel). Das eigene O-Bein würden 74 Prozent lieber nicht operativ umstellen lassen; einem steilen Schenkelhals (Coxa valga) würden 62 Prozent operativen Frieden gönnen; einen nekrotischen, mäßig schmerzenden Hüftkopf wollten 74 Prozent der Doktoren keinesfalls gegen eine Prothese eintauschen. Aufs Zusammenflicken gerissener Außenbänder verzichteten 64 Prozent, und einen chirurgischen Eingriff am Tennisellenbogen schließlich hielten 57 Prozent der befragten Orthopäden für sich selbst nicht nötig.

Die zögerlichen Ärzte befinden sich in guter Gesellschaft. Dass die Natur bestimmte orthopädische Krankheiten noch am besten heilt, hatte der Philosoph Arthur Schopenhauer (1788–1860) schon vorher geahnt. Er befand: »Nur die Heilungen, welche die Natur selbst und aus eigenen Mitteln zustande bringt, sind gründlich.«[13]

Kapitel 9
Messer im Rücken

Abwarten kann beim Bandscheibenleiden das Beste sein

Der Dackel und ich haben eines gemeinsam – unser Rücken ist nicht gemacht für dieses Leben. Der Hund wurde Opfer von Qualzüchtern. Vier Stummelbeine schleppen einen zigarrenförmigen Rumpf – das verbiegt dem Teckel das Rückgrat. Ich dagegen bin ein Opfer der Evolution. Mein Kreuz ist – das gilt für alle Menschen – die schmerzlichste Fehlkonstruktion seit Erfindung des aufrechten Gangs vor etwa sechs Millionen Jahren.

Das Übel legte mich erstmals bei einer tiefen Rückhand flach. Einen Sommer später traf mich der zweite Hexenschuss, und zwar beim Versuch, die Waschmaschine meiner Schwiegermutter die Treppe hochzuwuchten. Was mit zwei Schmerzbeben begonnen hatte, steigerte sich. Als ich zwei Jahre später mit Straßenschuhen auf nassem Gras Fußball spielte, da explodierte mein Rücken: Einschlag im fünften Lendenwirbel – es war der Anfang einer Leidensgeschichte mit ungewissem Ausgang.

Abwarten kann beim Bandscheibenleiden das Beste sein

Und ich bin nicht allein. Millionen Menschen reiben sich in diesem Augenblick das Kreuz, Tausende liegen irgendwo in Deutschland reglos im Bett, kriechen über den Boden, können sich nicht mal die Socken anziehen, gefällt vom Hexenschuss oder, schlimmer noch: vom Bandscheibenvorfall.

Dass Kreuzschmerzen ein Massenphänomen sind, gehört zu den ersten Lektionen des Novizen. »Im Laufe seines Lebens«, konstatiert Jürgen Krämer von der Orthopädischen Universitätsklinik in Bochum, »hat jeder Mensch mindestens einmal, wenn nicht häufiger, Rückenschmerzen.« In der überfüllten Praxis unseres Orthopäden im Hamburger Norden flehten und fluchten wir Rückenpatienten, wenn wir wieder einmal drei Stunden lang warten mussten. Meine erste Krankengymnastikstunde fiel aus, weil mein Therapeut kurzfristig erkrankt war – Vorfall der Bandscheibe. Einem Kollegen, mit 1,95 Meter Körperlänge ein echter Risikopatient, schoss es wenig später ins Kreuz, als er sich beim Wickeln über sein Töchterchen beugte. Frau und Schwiegermutter trugen den lahmen Koloss zum Arzt, der ihn per Spritze von seinen Qualen befreite.

Solche Schicksale addieren sich zu einer Last, deren Ausmaß die Bezeichnung Volksleiden wahrlich rechtfertigt: Schätzungsweise 20 Milliarden Euro werden jedes Jahr in Deutschland für die Behandlung von Rückenkranken ausgegeben, 75 Millionen Arbeitstage gehen jährlich verloren. Kein Leiden verursacht mehr Aufenthalte in Krankenhäusern als Kreuzschmerzen, und jedes Jahr gehen mehr als 53 000 Rückenlahme in die Frührente. Die Bandscheibe ist die teuerste Scheibe des Gesundheitssystems.

Masseure und Chiropraktiker, Krankengymnasten und

Messer im Rücken

Akupunkteure rücken kaputten Wirbeln zu Leibe; Hersteller von Streckgürteln und Schwefelbädern, Lendenpflastern und Sitzmöbeln stoßen sich an kranken Rücken gesund. Im Kern der Bandscheiben-Branche indes operieren Orthopäden. Zwar warnen ihre offiziellen Leitlinien seit Jahren vor überflinken Eingriffen, doch scheint das viele Knochenexperten wenig zu scheren. Die Medizin wird aggressiver, wie interne Daten der AOK offenbaren: 1998 wurden 82 von 100 000 Versicherten am Rücken operiert; in 2003 waren es 127 von 100 000 Versicherten – ein Zuwachs um mehr als 50 Prozent.[1]

Hochgerechnet auf die deutsche Bevölkerung würde das bedeuten: Mehr als 104 000 Bundesbürgern kommen pro Jahr Bandscheiben oder Stücke davon abhanden. Vor zehn Jahren, das schätzt das *Zentralblatt der Neurochirurgie*, lag die Zahl der Rückenoperationen doppelt so niedrig: bei 49 000. Während die Zahl großer offener Operationen abnimmt, sind mikrochirurgische Eingriffe im Kommen: Der Schnitt in den Rücken misst meist nur drei Zentimeter.

Konkurrenz erhalten diese beiden klassischen chirurgischen Verfahren von vielfältigen Prozeduren, die unter dem Schlagwort »minimal-invasiv« firmieren. Vor allem private Zentren preisen sie als sanfte Alternative zur etablierten Chirurgie und locken gezielt auch Rückenkranke mit milden Beschwerden. »Ambulante Operation für nahezu jeden Vorfall« – mit diesem Slogan betreibt die Kölner Klinik am Ring die Ausweitung der Indikation.[2] »Nie mehr Rückenschmerzen dank schonender Behandlungsmethode« verspricht die Münchner Praxisklinik Dr. med. Schneiderhan.[3]

Ein »bunter OP-Katalog Bandscheibe« (*Münchner Medizinische Wochenschrift*) ist entstanden, der ständig umgestellt und ausgeweitet wird.[4] Mal wird die knorpelige Zwischenplatte verdampft, mal abgesaugt, mal zerhäckselt. Alles soll besser sein, alles ist im Fluss. »Den Überblick«, sagt Dagmar Lühmann vom Institut für Sozialmedizin des Universitätsklinikums Lübeck, »hat da keiner mehr.«

Bei der »Prolotherapie« wird eine Mixtur aus Zuckerwasser, Phenol, Glyzerin oder einem Lebertran-Extrakt namens Natriummorrhuat ins Kreuz gespritzt und soll dann, simsalabim, eine Eigenheilung auslösen. Endoskopische Nukleotomie, Ballon-Kyphoplasty, epidurale gepulste Radiofrequenztherapie und ein weiteres Dutzend Prozeduren standen auf dem Stundenplan eines Wirbelsäulenkurses an der Universität Münster. 60 Ärzte ergriffen die Gelegenheit, die neuen Verfahren zu lernen – an 17 Leichen im Institut für Anatomie. Inzwischen üben sie am lebenden Objekt.

Keine Belege für Wirksamkeit

Worauf lassen die Rückenkranken sich da ein? Die Lübeckerin Lühmann hat im Auftrag des Deutschen Instituts für Medizinische Dokumentation und Information (Dimdi) in Köln eine 238 Seiten starke Analyse zu minimal-invasiven Bandscheibeneingriffen vorgelegt.[5]

Mit drei Kollegen sichtete Dagmar Lühmann Hunderte von Studien und Fallbeschreibungen, sie machte sich bei Experten, in Lehrbüchern und im Internet schlau. Das Resümee ist vernichtend. »Unterschiedlichste Prozeduren haben in den Medizinbetrieb Einzug gehalten«, sagt Lühmann, »belastbare Belege für ihre Wirksamkeit gibt es allerdings nicht.«

Für die Millionenschar der anderen Rückengeplagten und mich bedeutet das: Zwar werden seit Jahr und Tag geflissentlich immer neue Prozeduren ausprobiert – aber kein Arzt kann uns redlich sagen, ob es am Ende nutzt. Erstaunlicherweise prüft und protokolliert niemand im deutschen Gesundheitssystem, ob und was wirklich hilft. Der Erfindungsreichtum der Rückendoktoren gaukelt einen Therapiefortschritt vor, den es offenbar gar nicht gegeben hat. James Weinstein, Orthopäde und Chefredakteur von *Spine*, der führenden Zeitschrift für Rückenmedizin, klagt: Die Diagnose von Kreuzschmerzen sei nach wie vor »schwierig«, die Behandlung immer noch »ungereimt« und »rätselhaft«.[6]

Nur eines von 2000 Röntgenbildern, die wegen Rückenschmerzen angefertigt werden, zeige die Ursache für den Schmerz, sagt der Lübecker Gesundheitswissenschaftler Thomas Kohlmann. »Die anderen 1999 Aufnahmen sind praktisch überflüssig.«[7] Bei 85 von hundert Patienten, so der amerikanische Orthopäde Richard Deyo, könne man gar nicht sagen, warum der Revers schmerzt.

Für dieses Gros der Rückenkranken ist die beste Therapie womöglich denkbar einfach: gar nichts tun. Der Bochumer Orthopäde Krämer etwa empfiehlt jammernden Zeitgenossen – nach Absprache mit dem Arzt –, möglichst normal weiterzuleben. Schon nach zwei Monaten ergehe es 90 Prozent aller Patienten deutlich besser, nach einem Jahr seien es 99 Prozent. »Wir sollten uns hüten«, so Krämer, »Patienten durch überflüssige Operationen Narben zuzufügen.«

> **Das tut dem Kreuz gut**
> **Die zehn Regeln der Rückenschule**
>
> 1. Bewegen Sie sich.
> 2. Halten Sie den Rücken gerade.
> 3. Gehen Sie beim Bücken in die Hocke.
> 4. Heben Sie keine schweren Gegenstände.
> 5. Verteilen Sie Lasten und halten Sie diese dicht am Körper.
> 6. Halten Sie beim Sitzen den Rücken gerade und stützen den Oberkörper ab.
> 7. Stehen Sie nicht mit gestreckten Beinen.
> 8. Liegen Sie nicht mit gestreckten Beinen.
> 9. Treiben Sie Sport, am besten Kraul- oder Rückenschwimmen, Laufen oder Rad fahren.
> 10. Trainieren Sie täglich Ihre Wirbelsäulenmuskeln.
>
> (Verändert nach: Prof. Dr. Jürgen Krämer, Bochum)

In der Tat ist die vom Rückenmark durchzogene Gliederkette eine empfindsame Konstruktion. Wie Pufferkissen sitzen 23 Bandscheiben entlang der S-förmigen Säule. Die aus Kollagen bestehenden Knorpel federn Erschütterungen ab und schenken dem Rückgrat die Beweglichkeit. Die Stoßdämpfer werden nicht durch Blutgefäße mit Energie und Nährstoffen versorgt. Stattdessen ernähren sie sich wie ein Schwamm. Die Scheiben werden bei jedem Schritt zusammen- und ausgepresst. Wenn sie sich wieder ausdehnen, saugen sie Nährstoffe auf. Das tun sie vor allem in der Nacht. Morgens ist der Mensch einen Fingerbreit größer als abends – Wunderwerk Wirbelsäule.

Aus dem Schwammprinzip leitet sich die Mahnung aller Krankengymnasten ab, von der die meisten erst hören, wenn es schon gekracht hat: »Die Bandscheibe lebt von der Bewegung!« Joggen (auf federndem Untergrund), Radfahren (mit dem richtigen Lenker, ohne krummen Buckel) und Schwimmen (nicht Brust) gehören zu den Sportarten, die wir alle mal besser vor dem großen Knall getrieben hätten. Sie massieren die Bandscheiben und halten sie länger geschmeidig.

Tragödie mit dem ersten Schritt

Doch selbst wer alle Tipps beherzigt, kann den Niedergang nicht aufhalten. Die Tragödie beginnt mit dem ersten Schritt, den ein Menschenkind tut. Die anfangs so schön glasigen Bandscheiben in der unteren Wirbelsäule zeigen, konstatiert der Bochumer Krämer, schon »frühzeitig Risse, Zermürbungen und Gefügelockerungen«.[8]

Im Alter zwischen 50 bis 60 Jahren nähern viele Menschen sich einer hundertprozentigen Degeneration der Wirbelpuffer an. Der Prozess der Alterung erfasst früher oder später jeden: Die Bandscheiben verlieren an Wassergehalt und damit an Höhe. Vor allem im Bereich der Lende rücken die Wirbel näher aneinander, und der Druck auf die kleinen Wirbelgelenke steigt. Einstmals mühelose Bewegungen tun plötzlich weh – Facettensyndrom nennt man das weit verbreitete Leiden. Das Absacken der Rückensäule kann überdies jene Stellen einengen, an denen Nervenfasern vom Rückenmark abgehen. Schmerz strahlt dann in die Hautareale der Beine aus, die von den eingeengten Nerven versorgt werden.

Wer mit rundem Rücken einen Kasten Wasser hebt und sich dabei seitlich dreht, begeht Selbstverstümmelung. Allein beim falschen Heben steigt der Druck im Puffer von 5 Bar (entspanntes Stehen) schon auf 23 Bar, haben Biomechaniker der Universität Ulm gemessen.[9] Das ist mehr

Tragödie mit dem ersten Schritt

als das Zehnfache des Drucks eines Autoreifens. Kommen dann aber noch Drehkräfte hinzu, werden Bandscheiben regelrecht zermürbt – als ob man mit einem Autoreifen immer wieder den Bordstein hoch- und runterfahren würde.

Und wie ein Pneu besteht auch die Bandscheibe aus verschiedenen Komponenten. Ein sehniger Ring umschließt einen weichen Kern. Doch zerstört Verschleiß den Faserring, besteht die Scheibe nur noch aus einem Wabbelknorpel ohne Innenspannung. Wie ein halb aufgepumpter Reifen kann sie sich vorwölben (Protrusion), wird instabil und bollert gegen Fasern des Ischias-Nervs, die aus der unteren Lendenwirbelsäule austreten: Ischialgie!

Beim Bandscheibenvorfall (Prolaps) reißt der Faserring sogar. Der Scheibeninhalt quillt hervor. Trifft das hervorgesprengte Material auf einen Nerv, wirkt es wie Gift. Biochemische Substanzen aus dem Bandscheibenknorpel setzten die höllisch schmerzende Entzündung in Gang. Hinzu kommt der mechanische Druck. Häufig lastet er auf jenen abgehenden Nervenbahnen, welche die Beine versorgen. Ein taubes Gefühl auf dem Oberschenkel kann entstehen, schlimmstenfalls kommt es sogar zu Lähmungen und Blasenstörungen. »Der Bandscheibenvorfall tötet nicht«, befanden einst französische Ärzte, »lässt aber auch nicht leben.«

Zu Beginn des vorigen Jahrhunderts hielten Ärzte das unscheinbare Kreuzbein-Darmbein-Gelenk für den Übeltäter und legten es mit Schrauben still. Dann sollte die »Kokzygodynie«, eine mysteriöse Nervenerkrankung des Steißbeins, schuld an allem sein. Ihr begegnete man mit der Amputation des in Wahrheit unschuldigen Schwanzknochens.[10] Plattfüße und Gicht, Syphilis und Kieferhöhlenvereiterungen hielt man ebenfalls für die Wurzel des Übels.

Dynastie der Scheibenentfernung

Erst 1934 vermeldeten die Bostoner Ärzte William Mixter und Joseph Barr im *New England Journal of Medicine*, marode Bandscheiben steckten hinter der Malaise.[11] Die Zeit nach der bahnbrechenden Erkenntnis bezeichnen Medizinhistoriker als »Scheiben-Dynastie«; sie stand und steht ganz im Zeichen der chirurgischen Entfernung der kranken Bandscheibe, der Diskektomie.

Anfangs waren die Schnitte 15 Zentimeter lang, und weil die Röntgentechnik noch nicht ausgefeilt war, mussten Operateure lange in der blutigen Wunde kramen, bis sie die kaputte Bandscheibe gefunden hatten. Um an sie heranzukommen, wurden meistens sogar die Wirbelbögen samt Dornfortsatz abgesägt. Kein anderer Zweig der Heilkunde, urteilte ein Lehrbuch, habe mehr menschliche Wracks hervorgebracht als die Wirbelsäulenchirurgie.

Die Methode wurde zwar enorm verfeinert, das Prinzip blieb aber gleich. Nach einem Schnitt in den Rücken wird die Muskulatur beiseite manövriert, bis das Rückgrat mit den Dornfortsätzen zu sehen ist. Bei der immer häufiger eingesetzten mikrochirurgischen OP-Variante setzen die Ärzte möglichst kleine Schnitte und gucken durch ein Mikroskop (8- bis 10fache Vergrößerung), während sie herausgeflutschtes Material chirurgisch entfernen. Auf diese Weise wird der Druck von den abgehenden Nervenbahnen genommen.

In vielen Fällen ist der Eingriff ein Segen und muss sofort durchgeführt werden. Beispielsweise wenn man Blase und Schließmuskel nicht mehr kontrollieren kann. In aller Regel hat sich da ein »Massenvorfall« der Bandscheiben ereignet, der die Nerven der Beckenregion bedrohlich zusammenpresst. Auch wenn Muskeln den Dienst versagen, der Fuß sich beispielsweise nicht mehr heben lässt, und andere Lähmungen auftreten, müssen Ärzte umgehend eingreifen. Suchen Kreuzweh und Fieberschübe zugleich einen Menschen heim, gilt ebenso »Alarmstufe Rot«, so der Bochumer Orthopäde Krämer. In der Wirbelsäule wütet möglicherweise eine Entzündung. Aber auch Krebsgeschwüre können im Rücken die Nerven einklemmen.[12] Generell aber warnt er vor unnötigen Eingriffen. Selbst Taubheitsgefühle auf den Oberschenkeln, Reflexausfälle, Ischalgien und unwesentliche Lähmungen an Zehen lässt der Professor nicht zwingend als Indikation für eine Operation gelten.

Denn ein Einschnitt ins sensible Säulensystem wiegt immer schwer. Das am Rückgrat festgewachsene Muskelgewebe muss gelöst werden; die oftmals verkümmerte Rückenmuskulatur wird dadurch zusätzlich geschwächt. Zudem wachsen im verletzten Gewebe Narben und können ihrerseits den Nervenfasern schmerzhaft auf die Pelle rücken. Durch das Entfernen von Gewebe wird überdies das Funktionsprinzip der Bandscheibe weiter gestört. Sie verliert Druck, wird platter und kann die benachbarten Wirbel nicht mehr so gut stabilisieren. Ein Teufelskreis: Die Operation selbst begünstigt die weitere Degeneration, wodurch weitere Eingriffe nötig werden können.

Die Bilanz der Diskektomie liest sich eher düster. Direkt nach dem Eingriff freuen sich zwar 80 Prozent der Behandelten, ihre Schmerzen seien verschwunden oder erheblich gemindert. Mit der Zeit jedoch kehrt die Pein zu vielen zurück. Von den offenen Eingriffen entpuppen sich bis zu 40 Prozent als Fehlschläge; bei der mikrochirurgischen Variante bringen bis zu 12 Prozent der Eingriffe letztlich keinen Nutzen und können das Leiden sogar noch verschlimmern.

Durch die Heilversuche ist ein eigenes Krankheitsbild entstanden: das »Postdiskektomie-Syndrom«. Allein in Großbritannien, wo eher zurückhaltend operiert wird, produziert der Medizinbetrieb jedes Jahr davon 2000 neue Fälle. »Die Patienten sind oft jung und waren vorher aktiv«, heißt es im *British Medical Journal*, »doch jetzt stehen ihnen auf Jahre chronische Schmerzen bevor.«[13]

Schlimmer ist nur noch die Querschnittlähmung. Zwar ist es eigentlich so gut wie ausgeschlossen, dass ein Operateur das Rückenmark mit Meißel oder Skalpell durchtrennt. Jedoch kommt es immer wieder vor, dass sich die Wunde entzündet und Eiterbakterien die Nervenbahn zerstören.

Wundert es da, dass Orthopäden an die eigene Bandscheibe zwar Wärme und die Hände einer Krankengymnastin heranlassen würden, das Messer des Kollegen jedoch scheuen? Eine Umfrage unter 220 Neurochirurgen und Orthopäden, die in England zu einem Wirbelsäulen-Kongress zusammengekommen waren, ergab: Keiner der Doktoren im Saal hatte sich wegen seiner Rückenschmerzen je operieren lassen.[14]

Der Chirurgengriff an die Bandscheibe ist vielfach nur der Aufgalopp für weitere Interventionen. 3 bis 14 Prozent aller Operierten klagen über so heftige Schmerzen, dass sie bald wieder die Rückseite aufgeschnitten bekommen. Häufig werden die Wirbel im schmerzenden Abschnitt dann mit Schrauben und Längsstäben miteinander fest verbunden. Ob eine Versteifungsoperation (auch »Spondylodese« genannt) dauerhaft die Schmerzen nimmt, lässt sich im Einzelfall nie vorhersagen. Durch das Verschrauben hat das Rutschen und Gleiten der Wirbel zwar ein Ende, und Ärzte berichten in 70 bis 80 Prozent der Fälle von »guten Ergebnissen«. Zugleich jedoch verweisen sie auf die Nachteile: Die Lende wird steif, wodurch benachbarte Bandscheiben zusätzlich belastet werden. Die Fusionstherapie ist deshalb grundsätzlich die letzte Option.

Die erste gründliche Vergleichsstudie zur Fusionstherapie stellt ihr ein schlechtes Zeugnis aus. Knapp 350 Menschen, die jeweils seit einem Jahr über starke Rückenschmerzen klagten, nahmen daran teil. Eine Hälfte der Patienten wurde per Fusionsoperation behandelt. Die anderen erhielten eine konservative Behandlung mit Muskeltraining und Krankengymnastik. Zudem erhielten sie eine psychologische Beratung mit dem Ziel, die Menschen seelisch aufzubauen und sie optimistisch zu stimmen. Nach zwei Jahren wurden die Teilnehmer nachuntersucht und befragt: Den Operierten erging es nicht besser als den Nicht-Operierten. Mehr noch: Die Eingriffe führten in 19 Fällen zu Komplikationen, und elf Patienten mussten abermals operiert werden.

Im Durchschnitt erging es den Operierten und den Nicht-Operierten besser als zu Beginn der Studie zwei Jahre zuvor. Nach Ansicht der Forscher könnte diese günstige Entwicklung ganz einfach den natürlichen Verlauf des Leidens widerspiegeln.[15]

Mitunter geht der Eingriff gründlich schief. Dem Bremer Jan Brüns wurde im Alter von 66 Jahren ein Schrauben-Stab-System eingepflanzt. Als die Schmerzen schlimmer und schlimmer wurden, schraubten die Ärzte das ganze Titan wieder aus dem Rücken und schickten den Mann mit schlackerndem Kreuz, Gehhilfe und Plastikkorsett nach Hause.

Schonende Verfahren als Scharlatanerie

Solche Horrorgeschichten sind die beste Werbung für die Anbieter der angeblich schonenden Verfahren. Zugleich rekrutiert die Branche selbst aktiv Kundschaft unter den besorgten Gesunden. Die »strahlenfreie und kostengünstige 3D-Wirbelsäulenvermessung« offeriert mir eine Privatklinik im nordrhein-westfälischen Siegburg.[16] Der Berufsverband von Radiologen und Nuklearmedizinern mit Sitz in Ditzingen wiederum versucht, mich für die Kernspinresonanz-Tomographie zu begeistern. Durch die Technik, heißt es in einer Pressemitteilung, würden »selbst kleine und frühe Veränderungen an den Wirbelkörpern sichtbar gemacht«.[17]

Die Ausweitung der Diagnose führt am Ende zur Abschaffung der Rückengesundheit. Denn sogar erwachsene Menschen, die gar keine Kreuzschmerzen haben, stecken voller Makel, wenn man sie mit dem Kernspin durchleuchtet: In etwa zwei Drittel von ihnen sind die Bandscheiben bedrohlich vorgewölbt, und in einem Drittel sind sie sogar geborsten.

Die unklare Gemengelage im Rücken begünstigt Fehldiagnosen und überflüssige Operationen. In einer klassischen Studie wurden Radiologen und Orthopäden Hunderte von Röntgenbildern und CT-Aufnahmen zur Beurteilung vorgelegt. In mehr als 30 Prozent der Fälle glaubten die Rückendoktoren eine pathologische Veränderung ausgemacht zu haben und empfahlen eine Operation. Doch die Ärzte wurden genarrt: Die Bilder stammten von völlig gesunden Studenten.[18] Richard Deyo von der University of Washington in Seattle sieht die Ausweitung der Kreuz-Diagnostik mit Schrecken. Das Aufspüren »zufälliger Abweichungen«

führe womöglich zu »unnötigen Interventionen, die anderweitig gar nicht durchgeführt worden wären«.[19]

Die unzähligen Heilversuche an Rückenkranken fußen vielfach auf einleuchtend klingenden Wirkprinzipien. Die lösen sich bei näherer Betrachtung jedoch oftmals in Luft auf. Beispielsweise können durch normalen Verschleiß Gaseinschlüsse in Bandscheiben und Spinalkanal entstehen. Das Absaugen dieser Gasblasen müsse, erklärt Dieter-Karsten Böker, Neurochirurg vom Universitätsklinikum Gießen, »schlichtweg als Scharlatanerie« bezeichnet werden. Die kleinen Bläschen seien gar nicht im Stande, Schmerzen zu bewirken. Und komisch: Umgekehrt pusten andere Ärzte vorsätzlich Gas in den Rücken und verkaufen das als Heilmittel. Ein Sauerstoff-Ozon-Gemisch soll das Bandscheibengewebe trocknen und gesund schrumpfen – auch das eine Luftnummer.

Dass uns jeder Arzt etwas anderes erzählt, ist auch ein Kreuz an dem wir Rückenpatienten zu tragen haben. Quacksalber sind für uns nur schwer zu erkennen. Den bisher umfassendsten Einblick in die Wirrnis der Rückenmedizin haben Dagmar Lühmann und drei Kollegen vom Institut für Sozialmedizin des Universitätsklinikums Lübeck genommen. Hunderte von Studien und Fallbeschreibungen aus Datenbanken, dem Internet und Fachzeitschriften trugen die Gesundheitsforscherinnen zusammen und bewerteten sie – das meiste davon erwies sich als Datenmüll. Zwar haben die Ärzte emsig Fallserien und ermutigende Befunde beschrieben, dabei jedoch das Wichtigste zumeist unterlassen: die von ihnen propagierten Methoden mit dem etablierten Standardverfahren zu vergleichen.[20]

Das geschah nur äußerst selten. Aber auch die Aussagekraft dieser Studien ging vielfach gegen null: Die Beschwerden der untersuchten Testpersonen waren nämlich so unterschiedlich, dass die entscheidende Frage, welches der Verfahren denn nun das bessere sei, letztlich nicht beantwortet werden konnte. Zu bemängeln ist dem Lübecker Bericht zufolge auch, wie die Ergebnisse der vielfältigen Heilversuche eingeschätzt wurden. Die Ärzte beschränkten sich auf die Kategorien »Erfolg« und »kein Erfolg«. Wie sie aber zum jeweiligen Urteil gekommen waren, das ging aus den Veröffentlichungen nicht hervor.

Am Ende ließen ganze zwölf Studien Rückschlüsse zu, inwiefern insgesamt drei beschriebene Verfahren wirken:

- Bei der automatisierten perkutanen lumbalen Diskotomie (APLD) wird ein Schlauch durch einen kleinen Hautschnitt bis in die Bandscheibe geschoben. An ihrer Spitze kreist ein Messerchen (»Guillotine«). Der Kern der Bandscheibe wird zerhackt, die Trümmerstücke werden abgesaugt – mit katastrophalen Ergebnissen: In 71 Prozent der Fälle brachte die Methode im ersten Durchgang keinen Erfolg. Wurde die Raspelei wiederholt, stieg die Erfolgsrate zwar auf 65 Prozent. Damit lag sie jedoch immer noch deutlich unter der Rate der mikrochirurgischen Operation von 80 Prozent. Um die APLD-Probanden nicht weiter zu gefährden, wurde die Studie vorzeitig abgebrochen.
- Ein wenig rehabilitiert wird die Chemonukleolyse, die früher mal als Knüller galt. Bei ihr wird ein Verdauungsenzym namens Chymopapain in die Bandscheibe gespritzt. Es betreibt die chemische Auflösung des Knorpels und soll so die Schmerzen nehmen. Aus Angst vor allergischen Reaktionen und Entzündungen im Rücken-

mark fiel die Methode in Ungnade. Das hält der Lübecker Report für »schwer nachvollziehbar«. Schwere Allergien habe es in weniger als einem Prozent der Fälle gegeben. Todesfälle wurden in den USA in 0,07 Prozent der Fälle beobachtet und in Europa gar nicht. Im Vergleich zur mikrochirurgischen Standard-OP ist die Chemonukleolyse indes nicht besser.

- Bei endoskopischen Eingriffen arbeiten die Ärzte mit langstieligen Werkzeugen, welche sie durch einen kleinen Einschnitt gen Bandscheibe schieben. Zwei Vergleichsstudien »konnten keinen signifikanten Unterschied in den klinischen ›Erfolgsraten‹ zwischen endoskopischer Technik und Standardtechnik nachweisen«, so die Lübecker. Allerdings kehrten jene Menschen, die endoskopisch operiert worden waren, schneller ins Berufsleben zurück.

»Ein Urteil über die Endoskopie ist jedoch kaum möglich«, klagt Dagmar Lühmann. Chamäleonartig kämen unentwegt neue Verfahren auf den Markt: Der eine Doktor stochert ein starres Guckrohr in den Rücken, der nächste hüsert einen weichen Schlauch hinein. Bald jeder Arzt und jede Klinik frickelt, wie es gerade gefällt. Was das ganze Getue wirklich bringt, wird nicht weiter erforscht.

Die Lübecker verstehen sich mitnichten als Gegner neuartiger Verfahren. »Natürlich müssen neue Ansätze verfolgt werden«, so Lühmann. Allerdings sollte das Experimentieren nicht wie bisher völlig ungeprüft erfolgen, sondern in klinischen Vergleichsstudien geschehen. »Es wäre sinnvoll, dass Krankenkassen experimentelle Rückentherapien nur dann übernehmen, wenn sie in einer klinischen Studie laufen.«

Die Zeit heilt viele Wunden

Das seelische Befinden spielt eine eminent wichtige Rolle, wie Rückenkranke auf Therapieversuche ansprechen. Menschen, die aus unterschiedlichsten Gründen nicht gut drauf sind, neigen auch nach einem Eingriff weiterhin zur Klage. Unzufriedenheit im Beruf, depressive Veranlagung, der Wunsch nach vorzeitiger Verrentung und Bewegungsarmut haben Ärzte als Faktoren ausgemacht, die gegen einen Behandlungserfolg sprechen. Der akut Rückenkranke ist meist ein Sensibelchen. Streichelt der Doktor da die Seele und lobt er den Zustand der Wirbelsäule, so sei das oftmals schon der erste Schritt der Genesung, konstatiert die *Ärztliche Praxis* und empfiehlt Behandlern: »Häufig vorkommende und harmlose Befunde (etwa degenerative Veränderungen oder leichte Skoliosen) sollten Sie besser nicht erwähnen.«[21]

Reden statt Röntgen – dafür plädierten auch englische Heilkundler im *British Medical Journal*. Sie verglichen 210 Patienten, die man zum Röntgen ins Krankenhaus geschickt hatte, mit 211 Patienten, die nicht durchleuchtet wurden. Ansonsten war die medizinische Behandlung ähnlich. Ergebnis: Die geröntgten Menschen fühlten sich zwar kompetenter behandelt, hatten der Studie zufolge jedoch »keinen klinischen Nutzen«. Im Gegenteil: »Die Ergebnisse deuten darauf hin, dass ihre Schmerzen länger andauern.« Schuld daran sei das Röntgenbild: Der Anblick zermürbter Bandscheiben bestärke Patienten nur in ihrem Glauben, wie elendig es ihnen doch ergehe.[22]

Der Bochumer Orthopäde Jürgen Krämer befürchtet sogar, Ärzte könnten Patienten regelrecht »seelisch schädi-

Die Zeit heilt viele Wunden

gen«, wenn sie deren Kreuzschmerzen dramatisieren. »Die 35 Jahre alten Menschen mit Bandscheibenvorfall denken ja: Bald bin ich querschnittgelähmt«, so Krämer. »Diese Angst müssen wir ihnen nehmen.«

Zu diesem Zwecke verweist der Professor gerne auf die erstaunlichen Selbstheilungskräfte des Rückens: Nicht nur, dass die Schmerzen nach einem Vorfall im Laufe der Monate bei fast allen Betroffenen erheblich zurückgehen. Zellen des Immunsystems betrachten vorgefallenes Bandscheibenmaterial als Fremdkörper und können es enzymatisch auflösen – eine Spontanheilung. In einer klassischen Studie verglich man mehr als 200 Menschen mit Bandscheibenvorfall. Die einen wurden chirurgisch behandelt, die anderen nicht. Nach einem Jahr waren die Operierten besser dran. Aber vier und zehn Jahre später gab es keine Unterschiede mehr, allen ging es gleich gut.

Dass die Zeit viele Rückenwunden heilt, zeigt auch das »Wartelistenphänomen«. In den 80er Jahren bot die Orthopädische Universitätsklinik in Bochum die Chemonukleolyse an. Wegen des enormen Andrangs mussten viele Patienten auf eine Warteliste gesetzt werden. Als die Orthopäden den anfangs so verzweifelten Menschen nach zwei, drei Monaten endlich ihre Dienste anbieten konnten, hatten diese keinen Bedarf mehr – die Schmerzen waren von alleine abgeklungen.[23]

Der Verlauf des Bandscheibenverschleißes ist also grundsätzlich gutartig, allerdings kann er durch allzu träges Leben und falsches Heben gerade im mittleren Alter in schmerzhafte Bahnen gelenkt werden. Der alte Ratschlag, bei akuten Schmerzen das Bett zu hüten, ist überholt. Im Gegenteil: Bewegung ist die beste Medizin, um eine Zuspit-

Messer im Rücken

zung der Beschwerden zu vermeiden und ein gutes Körpergefühl zu erhalten.

Und einen Trost hat die Natur für die allermeisten Bandscheibenopfer parat. Je älter ein Mensch wird, desto weniger Scherereien bereitet ihm sein Kreuz. Die Bandscheiben sind eines Tages so weit ausgetrocknet, dass sie kaum mehr herumrutschen. Im Alter von 50 bis 55 Jahren verknöchert das Rückgrat zudem. Hexenschüsse, mit denen sich die Jungen und die Mittelalten herumschlagen, bleiben dann aus. Orthopäden sprechen von der »wohltätigen Versteifung der Wirbelsäule im Alter«.

Eine schöne Perspektive auch für mich, wenn es mal wieder zwickt und ich an meine Zeit im Reparaturbetrieb zurückdenke. »Ihre Bandscheiben sind kaputt. L 4 wölbt sich vor, Prolaps an L 5«, sagte mir damals der Arzt, in dessen Wartezimmer ich stundenlang vor Schmerzen gestanden hatte. Er schickte mich in ein Reha-Zentrum, wo Masseure und Sportlehrer mich wieder aufgerichtet haben.

Der dortige Arzt stellte freilich nach kurzem Blick auf meine Röntgenaufnahmen eine ganz andere Diagnose: »Tut mir leid. Ich kann beim besten Willen keinen Prolaps erkennen.« So bleibt der schmerzhafte Vorfall in meinem Rücken bis auf weiteres das Geheimnis meiner Bandscheiben.

Kapitel 10
Technik, die zu Herzen geht

Die Ausweitung der aggressiven Herzmedizin

Im Jahre 1768 berichtete der englische Arzt William Heberden im Royal College of Physicians zu London von einer neuartigen Krankheit, die er immer häufiger an seinen Mitmenschen beobachtete:

»Die von ihr Betroffenen werden beim Gehen, und ganz besonders beim Gehen bald nach der Mahlzeit, von einer schmerzhaften und außerordentlichen peinlichen Empfindung in der Brust befallen, die mit einem Gefühl der Vernichtung einherzugehen scheint, wenn sie sich steigern oder länger anhalten sollte. Im Augenblick, wo die Kranken ruhig stehen bleiben, verschwindet die ganze Unbequemlichkeit.«[1]

Was da beschrieben wurde, sind die klassischen Anzeichen einer Angina pectoris. Damals noch ein Kuriosum der Medizin, zählt die koronare Herzkrankheit heute in den Industriestaaten zu den schlimmsten Leiden. Allein in Deutschland sterben jedes Jahr etwa 70 000 Menschen am Infarkt, und die Herzmedizin ist zu einem stetig wachsenden

Industriezweig geworden. Rund 53 Milliarden Euro haben die Deutschen in 2002 für die Behandlung von Herzleiden ausgegeben, das waren 16 Prozent aller Krankheitskosten.

Die neuesten Spielzeuge der Radiologen (Röntgenärzte) sind leistungsstarke Computertomographen, die gegenwärtig überall in der westlichen Welt aufgestellt werden. Der Mensch braucht nur zehn Sekunden still in einer dieser Röhren zu liegen, und schon erfährt er, was so alles sein Herz bedroht: fettreiche Plaques, verengte Adern oder kalkhaltige Ablagerungen. Die Wunderkameras arbeiten so schnell, dass sie selbst von schlagenden Herzen gestochen scharfe Fotos schießen. Die Auflösung liegt bei etwa 0,4 Millimeter. Herzexperten und Röntgenärzte sprechen von einer Revolution in der Kardiologie. »Die Zukunft der Herzdiagnostik hat begonnen«, frohlockte die *Münchner Medizinische Wochenschrift*.[2]

Die superflinken Computertomographen können das Verkalken und Verfetten der Herzkranzgefäße, die Arteriosklerose, bereits dann entdecken, wenn der Mensch von dem anfangs vollkommen schmerzlosen Vorgang in seinen Adern noch gar nichts spürt. Ärzte vom Klinikum Großhadern der Universität München diskutieren bereits öffentlich darüber, ob es nicht geboten sei, das neue »Koronar-Screening« einem »Großteil der Bevölkerung zur Verfügung« zu stellen. In privaten Kliniken sind die Herz-Scans längst stark im Kommen. Neben CT-Geräten werden auch Kernspintomographen für die Inspektion des Herzens angeboten. Zwar muss der Patient bei dieser Methode 30 bis 40 Minuten in der Röhre liegen, jedoch kommt das Verfahren ohne schädliche Röntgenstrahlen aus.

Doch so einleuchtend es erscheinen mag, den Hohlmus-

Die Ausweitung der aggressiven Herzmedizin

kel bis in den hintersten Winkel auszuleuchten – eine Herz-Musterung für jedermann würde nicht zwingend Leben verlängern. Es fehlen klinische Belege, ob der Einzelne überhaupt einen Nutzen daraus zöge. Vielmehr könnte der Herz-Scan zu einem Lehrstück dafür werden, wie durch eine immer genauere Diagnostik gesunde Menschen ins Netz der Medizin geraten.

Erland Erdmann, Chef der Kardiologie der Kölner Universitätsklinik, stört sich vor allem daran, dass Herzen von Menschen gescannt werden, die gar keine Beschwerden haben. »Das könnte zur Entdeckung und Behandlung medizinischer Befunde führen, die man eigentlich gar nicht behandeln müsste.«[3] Überdies verwandele die CT-Untersuchung von einem bestimmten Alter an sämtliche Personen, die sich in die Röhre legen, in Kranke. Denn praktisch alle Menschen über 70 Jahre haben nun einmal Kalk im Herzen. Der amerikanische Kardiologe Steven Nissen von der Cleveland Clinic (US-Bundesstaat Ohio) fordert sogar gesetzliche Auflagen, um die Verbreitung des CT-Scans einzudämmen: »Für mich wird da ein Albtraum wahr. Meine Sorge ist, dass wir die Methode nur schwer kontrollieren können und dass sie unser Gesundheitssystem finanziell ruinieren könnte.«[4]

Doch vieles deutet auf einen Siegeszug des Herz-Scans hin. Mit Siemens, Philips, Toshiba und General Electric drängen weltweit gleich vier Firmen mit hochmodernen Computertomographen (Stückpreis: 1,2 bis 1,5 Millionen Euro) auf den Markt. In großen Universitätskliniken stehen die ersten Geräte bereits – die meisten, um erst einmal den wahren Wert der Methode zu erforschen. Jetzt rüsten private Praxen nach – um mit ihnen in der Fläche rasch Umsatz zu machen.

Technik, die zu Herzen geht

Virtueller Flug durch das Herz

Die Modelle der neuesten Generation sind die so genannten 64-Schichten-CT. Während der Mensch zehn Sekunden die Luft anhält, rotiert eine Röntgenröhre um seinen Körper herum, für eine Umdrehung braucht sie nur 0,37 Sekunden. Das Gerät unterteilt das Untersuchungsobjekt aus Fleisch und Blut in etwa 0,4 Millimeter dünne Schichten, die es jeweils aus 64 verschiedenen Winkeln fotografiert. Die unterschiedlichen Schichtaufnahmen aus dem Leib werden mit einer Software übereinander gestapelt. Auf diese Weise entsteht auf dem Computerbildschirm ein dreidimensionales Abbild der gescannten Körperregion. In Ruhe kann der Arzt auf dem Bildschirm darin blättern, Ausschnitte vergrößern und nach Auffälligkeiten suchen – etwa nach Polypen im Darm, die mit einem erhöhten Risiko für Darmkrebs einhergehen können.

Vor allem aber für Herzensangelegenheiten bringen die 64-Schichten-Computertomographen fraglos einen technischen Fortschritt. Nunmehr lassen sich auch sehr schnell schlagende Herzen (bei aufgeregten Patienten durchaus üblich) in ihrer Bewegung gleichsam einfrieren. Weil die Krankenkassen die medizinisch umstrittenen Pumpmuskel-Inspektionen nicht erstatten, muss der Patient die Kosten (in Deutschland etwa 500 Euro) aus eigener Tasche bezahlen. Glaubt man dem in Wuppertal praktizierenden Röntgenarzt Wolfgang Lemmen, schreckt das die Kundschaft kaum: »Aus Südfrankreich und Schweden kommen die Leute zu uns.«

Das Scannen beschwerdefreier Personen ist es, das Kritiker auf den Plan ruft: Was eigentlich soll mit der wachsenden Schar der Menschen geschehen, die sich gesund fühlen, aber einen auffälligen Herz-Scan haben?

Genau das fragt sich ein 61 Jahre alter Manager aus Köln, der sich mal schnell in einer Praxis für Radiologie durchchecken ließ. Nun hält er einen zweiseitigen »Report« in den Händen, der ihn in Angst und Schrecken versetzt. »Eine große Menge Koronarkalk«, heißt es da, habe man in seinem Herzen entdeckt. Diese Kalklast sei »vereinbar mit einem mittleren bis hohen Risiko für ein kardiovaskuläres Ereignis innerhalb der nächsten zwei bis fünf Jahre«.[5]

Solche Fälle kennt Erland Erdmann zur Genüge: »Inzwischen kommt jede Woche mindestens ein Patient zu mir, der irgendwo so einen Herz-Scan durchführen ließ und nun verunsichert ist.« Der Kölner Ordinarius stellt keinesfalls in Abrede, dass ein erhöhter Kalkwert statistisch gesehen mit einem erhöhten Infarktrisiko einhergeht. Allerdings erklärt der Kardiologe seinen Patienten auch, dass der Messwert über ihr individuelles Risiko leider nichts aussagt. Erdmann: »Man kann ganz viel Kalk und dennoch keine verengten Gefäße im Herzen haben.«

Den Betroffenen hilft das freilich nicht aus dem Dilemma. Um ihren auffälligen Befund abzuklären, prophezeit Erdmann, würden viele von ihnen nach weitergehenden Maßnahmen verlangen. Wieder einmal zeigt sich: Medizin schafft Nachfrage nach noch mehr Medizin.

Technik, die zu Herzen geht

Schlauch im Herzen

Im Falle des Herz-Scans ist der nächste Schritt die diagnostische Herzkatheteruntersuchung; eine Prozedur, die bereits heute in Deutschland viel häufiger durchgeführt wird, als es medizinisch gerechtfertig wäre. Die Ärzte stechen in der Leistengegend eine Hohlnadel in eine Beinschlagader hinein. Über diesen Zugang schieben sie einen dünnen flexiblen Schlauch (Katheter) bis in das Herz vor, spritzen dort ein Kontrastmittel in die Blutbahn und röntgen dann das Herz. Mögliche Engstellen können auf diese Weise besser sichtbar gemacht werden als durch den CT-Scan.

Harmlos ist das Manöver keineswegs: In einem von hundert Fällen treten mitunter schwere Komplikationen auf. Weil der Schlauch im Herzen die elektrische Reizleitung stört, kann die Pumpe aus dem Takt geraten. Im schlimmsten Fall bleibt sie für immer stehen. Etwa jeder tausendste Patient stirbt an dem Eingriff.

Bezogen auf Deutschland fällt dem Katheter jedes Jahr die Einwohnerschaft eines Dorfes zum Opfer, 650 Menschen. Nirgendwo sonst in der Welt ist die Rate höher, nirgendwo sonst schieben – bezogen auf die Einwohnerzahl – Ärzte mehr Katheter als in der Bundesrepublik. 35 680 der Prozeduren wurden 1980 in der DDR und der BRD durchgeführt; auf bundesweit mehr als 655 000 war die Zahl der Katheter-Inspektionen in 2003 gestiegen – ein Zuwachs um das 18fache.[6] Da ein jeder Eingriff etwa 810 Euro einbringt, hat die deutsche Herzkatheter AG inzwischen einen Jahresumsatz von 531 Millionen Euro erreicht.[7] Es gibt allerdings eine zusätzliche, noch größere Einnahmequelle, zu der wir noch kommen. Über die Katheter-Manie Auskunft zu geben ist der Deutschen Gesellschaft für Kardiologie offenbar unangenehm. Von Gesundheitsforschern um die Anzahl der Katheteruntersuchungen in 2000 gebeten, nannte die Gesellschaft damals einfach die viel niedrigere Zahl aus 1993.[8]

Dass in Deutschland Menschen systematisch mit dem Herzkatheter belästigt werden, obwohl es keinen medizinischen Grund dafür gibt, bestreitet ernstlich niemand mehr. In der Schweiz beispielsweise werden – bezogen auf die Einwohnerzahl – ein Drittel weniger Schläuche in Körper geschoben, und doch sterben die Eidgenossen seltener am Herzinfarkt.

In Deutschland werden nach jeder zweiten Katheter-Inspektion gar keine therapeutischen Maßnahmen eingeleitet. Und in einem Drittel aller Fälle zeigt sich sogar, dass die untersuchten Menschen herzgesund sind. Die riskanten Eingriffe hätte man ihnen ersparen können – wären sie nicht so lukrativ. »Unter 1000 Katheter-Untersuchungen pro Jahr ist ein Messplatz nicht rentabel«, räumte Eckart Fleck vom Deutschen Herzzentrum Berlin ein, »deshalb werden eben in Gottes Namen Katheter gemacht, bis es sich lohnt.«[9]

Operative Hektik ums Herz

Manche Gebiete der Medizin vermitteln die Illusion, sie hätten eine bestimmte Erkrankung gebannt, obwohl dem gar nicht so ist. Die Behandlung der koronaren Herzkrankheit liefert dafür ein klassisches Beispiel. Seit Jahrzehnten rufen Ärzte in der Öffentlichkeit den Eindruck hervor, sie seien drauf und dran, das Volksleiden kurieren zu können.

Die anfangs erwähnten Laserchirurgen stehen in einer langen Tradition:

Im vorigen Jahrhundert glaubte der Arzt Claude Beck, den Herzinfarkt bald besiegt zu haben. Der Amerikaner ritzte herzkranken Menschen den Brustkorb auf, bis er das bloße Herz vor sich sah. In die Oberfläche des pumpenden Muskels schnitt er Wunden und schüttete Pulver unterschiedlichster Zusammensetzung ins blutende Fleisch. Mal enthielt das Gemisch Talkum oder Sand; mal Asbest, Phenol, Silbernitrat, Ether oder Knochenstaub.[10]

Mit dem Gepudere wollte Professor Beck den Herzmuskel entzünden und ihm gezielt Narben zufügen: Das sprießende Wundgewebe werde die Durchblutung des verkalkten Herzens wieder in Schwung bringen und auf diese Weise den Herzinfarkt verhüten. Später ging Beck noch dazu über, bestimmte Blutgefäße zu verschließen und dadurch das Blut rückwärts durchs Herz fließen zu lassen.

Jeder vierte bis jeder zweite Patient starb unter oder kurz nach der Beckschen Bearbeitung, aber der Arzt hielt an seinem Tun fest. Was aus heutiger Warte absurd und gefährlich erscheint, galt damals als segensreich. Kritik brauchte Beck (1894–1971) nicht zu fürchten. Im Gegenteil, er war einer der namhaftesten Herzoperateure seiner Zeit. Auf dem 4. Internationalen Kongress für Erkrankungen der Thoraxorgane im August 1956 in Köln berichtete der Professor, so notierte ein Chronist, über »eine neue Behandlung der Erkrankung der Herzkranzgefäße durch Operation, die als medizinische Sensation wirkte«.[11]

Zu dieser Zeit, in den 50er Jahren, machten kanadische Ärzte ebenfalls auf sich aufmerksam. Sie sägten Menschen mit Angina pectoris den Brustkorb auf und bohrten ein kleines Loch in den Herzmuskel. Sodann durchtrennten sie eine an der Innenseite des Brustkorbs verlaufende Ader und steckten deren loses Ende in das kleine Loch. Das einströmende Blut sollte dem Hohlmuskel zu neuer Schlagkraft verhelfen.

Einer späteren Operationsvariante zufolge wurde die Schlagader gar nicht mehr durchtrennt und ins Pumporgan hineingeschoben; vielmehr wurde sie einfach nur noch mit einem Faden abgebunden. Durch diese Ligatur, so die Überlegung, entstehe ein Rückstau, und Blut werde umgeleitet ins kränkelnde Herz. Auch die Patienten glaubten an das Prinzip. Jedenfalls berichteten sie über eine spürbare Abnahme ihrer Beschwerden – die Ligatur wurde zum Standard der Herzmedizin.

Allerdings hätte es auch gereicht, den Patienten mit dem Skalpell einfach nur ein wenig die Haut anzuritzen: An der University of Kansas waren Herzpatienten in Narkose versetzt worden. Der einen Hälfte wurde nur ein Schnitt auf die Brust gesetzt, der anderen wurde die Arterie abgebunden. Ärzte, die nicht wussten, wer wie behandelt worden war, bewerteten anschließend das Befinden der Testpersonen. Und siehe da: Die Scheinoperation ist genauso segensreich wie die Ligatur. Deren Erfolg beruhte also auf einem Placeboeffekt.[12]

Solche Pleiten haben den Einfallsreichtum der Herzchirurgen eher noch befeuert. Der Brasilianer Randas Batista begann Anfang der 80er Jahre damit, aus der Mitte der krankhaft vergrößerten und dadurch pumpschwachen Herzkammer einfach eine dicke Scheibe herauszuschneiden. Den Rest, die linke und die rechte Kammerhälfte, nähte er zusammen. Auf diese Weise werde das Herz gleichsam gesund geschrumpft, so die Überlegung, und könne wieder kraftvoll schlagen. Das tut es – aber nicht mehr lange: Zwanzig bis vierzig Prozent der Patienten sterben an den Folgen dieser »partiellen Ventrikulektomie«. Und den Überlebenden wird auch nicht recht geholfen: Nach ein, zwei Jahren ist das Herz wieder so krankhaft vergrößert und so pumpschwach wie zuvor. Hasardeure unter den Chirurgen führen die Batista-Operation bis heute an sterbenskranken Menschen mit Pumpschwäche (Herzinsuffizienz) durch.[13]

Keine Brücke für die Ewigkeit

Im Jahre 1967 legte der Argentinier René Favaloro (1923–2000) den ersten »Bypass« (Umgehung). Dabei wird der Brustkorb aufgesägt und das Herz freigelegt. Sodann überbrücken die Operateure verstopfte und verengte Abschnitte der Herzkranzgefäße durch künstlich geschaffene Gefäßbrücken. Die vernichtenden Schmerzen, welche durch den Sauerstoffmangel im Pumpmuskel entstehen, werden gelindert; Anfälle von Angina pectoris treten seltener auf. In Deutschland führen Ärzte jedes Jahr 70 000 Eingriffe durch, und auch in den anderen reichen Weltregionen ist rund um den Bypass eine eigene Industrie entstanden.

Erst als das Verfahren in der westlichen Medizin schon längst etabliert war, wurden verschiedene Studien angeschoben, den lebensverlängernden Effekt sozusagen nachträglich zu dokumentieren. Pikanterweise kam es anders: In der 1984 veröffentlichten Vacs-Studie beispielsweise gab es nach elf Jahren keinen Unterschied in der Überlebensrate zwischen den Operierten und jenen, die herkömmlich mit Medikamenten behandelt worden waren. Lediglich eine Untergruppe besonders schwer erkrankter Testpersonen profitierte vom Bypass.[14]

Ein ernüchterndes Resultat hat auch die so genannte Cass-Studie an 780 herzkranken Menschen ergeben: Sieben bis acht Jahre nach dem Eingriff war die Sterblichkeit in der Gruppe der Operierten *höher* als in der Gruppe der Nicht-Operierten. Die Gründe für die enttäuschende Bilanz der Bypass-Chirurgie sind vielfältig. Zum einen liegt die Operationssterblichkeit immerhin bei einem Prozent. Zweitens kann das Manipulieren am Hohlmuskel einen Herzinfarkt auslösen (bei der Cass-Stude etwa geschah das in mehr als sechs Prozent der Fälle). Schließlich behandelt das Flicken der Gefäße nur die Symptome und kann das Fortschreiten der Arteriosklerose nicht aufhalten.

Die Gefäßverkalkung befällt besonders häufig die künstlichen Gefäßbrücken selbst. Die am häufigsten eingesetzte Art von Bypass beispielsweise hat eine beträchtliche Ausfallrate: Schon nach einem Jahr sind 10 bis 15 Prozent der Blutbrücken durch Schlacken und Kalk verstopft. Nach zehn Jahren haben sich in 50 Prozent von ihnen Engstellen oder Verschlüsse gebildet.[15] Die Bypass-Operation kann also insgesamt das Leben allenfalls erleichtern. Doch sie verhindert keine Herzinfarkte und vermag das Leben nur in wenigen Fällen zu verlängern. »Diese Ergebnisse sind für ein eingreifendes und teures Therapieverfahren absolut niederschmetternd und ernüchternd«, urteilt der Arzt und Autor Uwe Heyll. »Der Aufwand steht in keinem Verhältnis zum Nutzen der Operation.«[16]

Technik, die zu Herzen geht

Millionenindustrie um Herzballon

Die Unzulänglichkeiten der Bypass-Chirurgie werden von Kardiologen nur zu gerne herausgestrichen, um ein Verfahren zu propagieren, das sie ganz alleine durchführen und abrechnen können. Es handelt sich um die 1977 entwickelte Ballondilatation, ein Verfahren zur Beseitigung von Engstellen in den Arterien des Herzens. Wie beim bereits erwähnten diagnostischen Katheter wird dabei ein biegsamer Gummischlauch bis in die Herzkranzgefäße geschoben. Wo die Schlauchspitze auf Engstellen stößt, wird nun ein winziger aufblasbarer Ballon aufgepumpt. Auf diese Weise soll das Gefäß von innen geweitet werden.

Die Ballondilatation (auch: perkutane transluminale coronare Angioplastie, PTCA) hat in den vergangenen Jahren in Deutschland eine unerhörte Ausweitung erfahren. 1990 haben Kardiologen 33 785 der Prozeduren durchgeführt; in 2003 waren es sagenhafte 222 668. Das ist die größte Einnahmequelle der deutschen Herzkatheter AG. Einmal Dilatieren macht durchschnittlich 3600 Euro; im Jahr läppert sich das auf mehr als 800 Millionen Euro.[17]

In den meisten Fällen, in Deutschland etwa achtzig Prozent, implantieren die Kardiologen bei der Ballondilatation zusätzlich noch ein feinmaschiges Stahlröhrchen, einen so genannten Stent. Der bleibt dauerhaft im Gefäß und soll es von innen stützen und offen halten. Doch wie die künstlich geschaffenen Bypass-Brücken so sind auch die Stents nicht für die Ewigkeit gebaut. In 20 bis 40 Prozent der Fälle wuchert der »gestentete« Gefäßabschnitt nach einigen Monaten abermals zu. Es erfolgt eine neue Intervention, deren Erfolgsaussicht diesmal noch geringer ist: Nun entstehen in 50 Prozent der Fälle alsbald wieder Engstellen (Re-Stenosen). Eingriff folgt auf Eingriff.

Die Komplikationen sind eine direkte Folge des Heilversuchs. Einerseits kann jenes Material, das beim Dilatieren abgesprengt wurde, stromabwärts trudeln und andernorts Gefäße verstopfen. Diese Gefahr hätten Ärzte früher erkennen können, wenn sie denn ihre Patienten ernst genommen hätten. Auf deren häufig gestellte Frage, wohin das beim Dilatieren freigesetzte Material eigentlich gelange, hieß es lapidar, es werde irgendwie an die Gefäßwand gedrückt.

Zum zweiten wird das Gefäß durch die Ballondilatation und das Implantieren eines Stents unweigerlich verletzt. Darauf reagiert der Körper mit Wundheilung: Zellen wandern in die Gefäßwand ein und wuchern sogar durch die Maschen des Stents hindurch. Anfangs wollten Kardiologen diesen Vorgang den Patienten sogar noch als gutes Zeichen verkaufen – der Körper nehme den fremden Stent an. Doch in Wahrheit macht das Zellwachstum den Durchgang eng und enger. Gegen diese Rückfälle sollen nun neuartige Stents helfen, beschichtet mit Medikamenten gegen das Zellwachstum. Aber noch ist nicht klar, ob die extrem teuren Röhrchen wirklich den »Durchbruch« bringen, den manche Kardiologen wieder einmal versprechen.

Obgleich Ballondilatationen das Risiko für künftige Infarkte gar nicht zu senken vermögen, wurden bereits vor Jahren fast zehn Prozent aller Interventionen nur deshalb vorgenommen: mit der lapidaren Begründung, die »Prognose« zu verbessern. Öffentlich warnte die Arbeitsgemeinschaft leitender Krankenhauskardiologen, jede fünfte Ballondilatation werde ohne klare medizinische Begründung durchgezogen. »Bei den privaten Herzzentren hat es einen regelrechten Wildwuchs gegeben«, sagte Michael Böhm, Professor an der Kölner Universitätsklinik. »Ich schätze, dass wir bei Ballondilatation etwa 20 Prozent über dem liegen, was wir machen sollten.«[18] Das war 1997 – seither ist die Zahl dieser Eingriffe in Deutschland um 60 Prozent gestiegen.

Aber auch jene Menschen, deren Angina pectoris sich dank einer Ballondilatation bessert und stabilisiert, bleiben vielfach in der »Katheterschleife« (Kardiologen-Jargon) gefangen. Sie werden nämlich routinemäßig zu Kontrolluntersuchungen bestellt – obwohl es überhaupt keinen medizinischen Grund dafür gibt. Die Hamburger Herzspezialisten Klaus von Olshausen und Tiberius Pop empfehlen niedergelassenen Ärzten, die sinnlosen Katheteruntersuchungen zu boykottieren und ihre Patienten mit stabiler Angina pectoris einfach nicht zu den »invasiven« Kardiologen zu überweisen. Im *Hamburger Ärzteblatt* berichten sie von einer Frau, die erfreulich gut auf die erste Behandlung angesprochen hatte. Doch anstatt die Dame in Frieden zu lassen, haben Ärzte ihr binnen zwei Jahren sieben Katheter in das Herz geschoben. Die Frage müsse erlaubt sein, so Ohlshausen und Pop, »ob mit diesem Aufwand der Patientin geholfen wurde«.[19]

Der Berliner Arzt Michael de Ridder wiederum veröffentlichte im Fachblatt *Lancet* einen Artikel, in dem er die deutsche Kardiologie regelrecht vorgeführt hat.[20] Den im europäischen Vergleich einmalig hohen Kosten setzte er die klägliche Effizienz entgegen. Nicht nur, dass in Deutschland 56 Prozent aller Ballondilatationen an Menschen mit stabiler Angina pectoris gemacht werden, was nach Ansicht internationaler Experten überflüssig ist. Deutsche Herzpatienten bekämen die schlechteste medikamentöse Therapie und so gut wie keine Diätberatung. Nicht das Wohl der Menschen hätten viele Kardiologen im Sinne, klagte de Ridder, sondern das eigene finanzielle Fortkommen. Mit »zunehmender Skrupellosigkeit« seien deutsche Herzdoktoren »geleitet vom Streben nach Profit«.

Das angegriffene Establishment hatte der Kritik nichts von Gewicht entgegenzusetzen. Im Gegenteil, führende Kardiologen stimmten dem schonungslosen Artikel zu. So befand etwa der Kölner Erland Erdmann: »Am Beispiel der chronischen Herzinsuffizienz lässt sich allzu leicht nachweisen, dass ein autistisch undiszipliniertes therapeutisches ärztliches Verhalten zu Lasten unserer Patienten geht.«[21]

Nicht nur schnödes Gewinnstreben erklärt das Verhalten etlicher Kardiologen. Ihre Apparatemedizin gründet auch auf einem überholten Verständnis der koronaren Herzkrankheit. Dem alten Modell zufolge lagert sich im Laufe der Jahrzehnte an bestimmten Stellen der Koronargefäße Schlacke ab, so dass Plaques entstehen. Der Durchgang für das Blut wird demnach immer kleiner, bis eine der Stellen schließlich ganz verstopft – der Mensch erleidet einen Infarkt. Inzwischen wurde das Bild revidiert: Herzattacken entstehen vielmehr dann, wenn ein Plaque plötzlich aufplatzt und sich an dieser Wunde ein Blutpfropf bildet, welcher das Gefäß blockiert. Die gefährlichen Plaques sind oft weich, bewirken keine Symptome und finden sich in einigen Patienten an Hunderten von Stellen. In 75 bis 80 Prozent der Fälle befinden sich Plaques, die später platzen, keinesfalls an Engstellen. Folglich wurden diese Plaques auch nie mit einem Stent oder einem Bypass behandelt.

Operationen bieten nur die zweitbeste Herzmedizin

Die Arterienverkalkung ist eine systemische Erkrankung, die das ganze Geäst der Blutgefäße bedroht. Einschneidende Prozeduren wie Bypass-Chirurgie und Ballondilatation taugen im Kampf gegen die Gefäßverkalkung offenbar nicht besser als konservative Verfahren mit klassischen Herzmedikamenten. Zu diesem Schluss sind vier Studien an mehr als 6400 Menschen gekommen.[22] In einer der Arbeiten wurden 920 Infarkt-Patienten per Zufall zwei Gruppen zugeordnet. Die einen wurden von Anfang an invasiv mit Katheter, Ballondilatation und Bypass traktiert; die anderen wurden konservativ behandelt und erhielten invasive Eingriffe nur dann, wenn sich lebensbedrohliche Komplikationen einstellten. Nach einem Jahr war die Überlebensrate in beiden Gruppen gleich. Anders sah es für die ersten Monate nach der Entlassung aus dem Krankenhaus aus. Menschen in der Gruppe mit der invasiven Behandlung erlitten zwei- bis dreimal so viele Infarkte und Tode.[23] Die Behandlung kranker Herzen sollte endlich diesen wissenschaftlichen Erkenntnissen folgen, fordern die texanischen Kardiologen Richard Lange und David Hillis, und »nicht den Vorlieben der Ärzte oder anderen nicht-medizinischen Anreizen«.

Der Einsatz aggressiver High-Tech-Medizin wird allerdings auch von Patienten gefordert, haben Ärzte des Herzzentrums der Universität Leipzig beobachtet. In einer technikorientierten Welt hält man scheinbar ausgeklügelte Behandlungsstrategien wie das Stent-Einpflanzen für attraktiver als »Low-Tech«-Therapien mit Medikamenten und Lebensstiländerung.[24]

Operationen bieten nur die zweitbeste Herzmedizin

Doch ist Technikgläubigkeit am Ende nur die zweitbeste Medizin: Denn wer auf seine Ernährung und Lebensweise achtet, sich regelmäßig bewegt, das Rauchen aufgibt und als Patient seine Medikamente regelmäßig nimmt, tut mehr für sein Herz, als die technisierte Heilkunde ihm bieten kann. Die Leipziger Kardiologen haben das eindrucksvoll nachgewiesen: Sie teilten 100 Männer, deren Koronargefäße zu 75 Prozent verengt waren, in zwei Gruppen. Die einen wurden mit Stents behandelt, den anderen wurde Sport verschrieben: jeden Tag auf dem Ergometer strampeln, und zwar 20 Minuten lang.

Die Bilanz nach einem Jahr: Von den Sportlern waren 88 Prozent ohne Beschwerden geblieben. Von den Stent-Patienten galt das nur für 70 Prozent; etlichen von ihnen mussten weitere Stents eingesetzt werden, und sie lagen häufiger wegen bedrohlicher Brustschmerzen im Krankenhaus. Das sanfte Sportprogramm fürs Herz war nicht nur besser, sondern sparte sogar noch gutes Geld: Für jeden Radler entstanden Behandlungsausgaben in Höhe von 3429 US-Dollar, ein träger Stent-Patient hingegen verursachte Kosten in Höhe von 6956 US-Dollar.[25]

Um sein Herz gesund zu halten, kann der Einzelne sich also selbst gut helfen. Wie heißt es noch beim großen Medizinhistoriker Roy Porter? Alles in allem erscheinen Herzkrankheiten »als ein Problem, mit dem die Medizin mit enormem Aufwand fertig werden kann, das sich aber dramatisch verringern lässt, wenn man auf seine Ernährung und Lebensweise achtet«.[26]

Kapitel 11
Der Schein der Chirurgie

Ein Atlas zweifelhafter Operationen

Die Menschen litten unter der Parkinsonschen Krankheit. Sie wurden in den Operationssaal geschoben, und keiner ahnte, was dort mit ihnen geschah: 12 von ihnen erhielten eine Injektion fremder Nervenzellen ins erkrankte Gehirn; bei den restlichen 18 dagegen wurde nur die Schädeldecke angebohrt. Egal, wie sie behandelt wurden: Wenn die Patienten überzeugt waren, Nervenzellen eingepflanzt bekommen zu haben, dann bewerteten sie ihre Lebensqualität auch ein Jahr nach dem vermuteten Eingriff deutlich besser als jene, die dachten, sie seien bloß zum Schein operiert worden.

Der Zauber der an der University of Colorado durchgeführten Studie beschränkte sich keinesfalls auf die Patienten. Auch die Beurteilung der Pfleger und Ärzte – sie waren ebenfalls nicht eingeweiht – des jeweiligen gesundheitlichen Zustands wurde davon beeinflusst, was der Patient selbst dachte – und nicht davon, wie er tatsächlich behandelt worden war. Erst nach einem Jahr wurde das Geheimnis gelüftet. Eine Patientin hatte sogar wieder angefangen, Sport zu treiben. Verdutzt nahm sie zur Kenntnis, sie war gar nicht operiert worden.[1]

Die Ergebnisse aus Colorado erinnern daran, wie wichtig es wäre, beim Erproben neuer Operationsverfahren auch den Placeboeffekt zu studieren. Der Vergleich mit Placebos ist für Arzneimittelforscher nichts Ungewöhnliches; viele Chirurgen dagegen lehnen ihn fürs eigene Fach ab. Sie geben vor, es sei nicht angemessen, einen Menschen bloß zu Forschungszwecken zu betäuben und ihm Narben zuzufügen, wie klein sie auch sein mögen.

Vielleicht aber haben die unwilligen Organschneider eine mulmige Ahnung, ihre so ausgefeilten Methoden schnitten im Vergleich nicht besser ab als Scheinbehandlungen. Das Fachblatt *Lancet* verspottete die chirurgische Forschung als »komische Oper« – es gebe viele Fragen, aber nur wenige Antworten. Weil Placebochirurgie fast durchgängig boykottiert wurde und wird, genügen gegenwärtig nur etwa drei Prozent aller klinischen Studien des Fachs hohen Standards. Das bedeutet: Kaum ein operativer Eingriff in den Körper wurde je wissenschaftlich überprüft. Chirurgen propagieren mit viel Bohei Techniken, von denen sie häufig gar nicht wissen können, ob sie wirklich besser sind als andere.

Beispiel Roboter-Chirurgie: Wissenschaftliche Studien, ob der so genannte Robodoc künstliche Hüftgelenke überhaupt besser einsetzen kann als Operateure aus Fleisch und Blut, liefen in den USA. Statt diese Ergebnisse abzuwarten, haben in den vergangenen Jahren etwa 90 deutsche Kliniken jeweils einen Robodoc zum Stückpreis von ungefähr einer Million Mark angeschafft. Ein ganzes Jahrzehnt lang wurden abertausende von Bundesbürgern von den Robotern traktiert, ehe diese 2004 aufgrund von Patientenprotesten und Klagen stillgelegt wurden. Die Robodocs nämlich hatten überdurchschnittlich häufig Muskeln und Nerven beschädigt oder gar zerfetzt – in den USA indes waren sie aus Sicherheitsbedenken erst gar nicht an Patienten gelassen worden.

Dass heute nach riskanten Eingriffen mehr Menschen als früher lebendig aus dem OP-Saal zurückkehren, liegt womöglich weniger am Fortschritt der eigentlichen Operationstechniken, sondern eher an der kontinuierlichen Verbesserung der Begleittherapien wie Anästhesie und Medikamentengabe.

Die Unsicherheiten fangen mit dem häufigsten chirurgischen Eingriff überhaupt an, der Hernien-Operation (jährlich etwa 250 000 in Deutschland). Wer mit Leistenbruch zum Arzt geht, hat die Qual der Wahl: Beim offenen Schnitt in die Leiste werden die vorquellenden Eingeweide zurückgeschoben und der Riss in den Bauchmuskeln vernäht. Viel beliebter ist die endoskopische oder laparoskopische Methode: Es gibt nur drei kleine Schnitte im Bauchraum, und über ein eingeschobenes Röhrchen wird ein Netz aus Kunststoff zum Bruch geschoben und dort vernäht.

Einer kontrollierten Studie zufolge war die offene Variante eindeutig sicherer als die laparoskopische: Die Rückfallraten betrugen 4,9 Prozent (offene Operation) und 10,1 Prozent (Laparoskopie). Übersetzt heißt das: Die Zahl der Nachoperationen ist bei laparoskopischen Hernieneingriffen doppelt so hoch.[2] Dennoch werde in Deutschland die laparoskopische Methode »oftmals missionarisch angepriesen«, heißt es in der *Chirurgischen Allgemeinen*. »Der

Hinweis auf sehr ernsthafte Komplikationen mit Todesfolge wird auf den Kongressen geflissentlich hinter vorgehaltener Hand weitergegeben, als Problem offiziell fast immer geleugnet oder auf die Unerfahrenheit des Chirurgen zurückgeführt.«[3]

Zu denen, die Transparenz und Qualität in der Branche voranbringen wollen, gehören Markus Büchler und seine Mitstreiter vom Studienzentrum der Deutschen Gesellschaft für Chirurgie in Heidelberg. Öffentlich kritisieren sie, dass etliche neue Operationsverfahren sogar heute noch auf schwer nachvollziehbaren Pfaden in den medizinischen Alltag gelangen.[4] Mehr als 80 Prozent aller veröffentlichten Resultate würden auf Fallberichten beruhen oder auf kleinen Operationsserien an einzelnen Abteilungen. Diese Resultate aber stehen und fallen mit dem Können des jeweiligen Arztes, zudem schätzen Operateure ihr eigenes Werk womöglich allzu positiv ein. Ungebrochen erscheint die Tradition, dass einzelne Chirurgen kraft ihrer Autoriät darüber entscheiden, ob eine Methode etabliert wird oder nicht. Und vor allem führt das Vergütungssystem zu schädlichen und unwirksamen Prozeduren: Was abgerechnet werden kann, das wird auch gemacht. Diesen Zuständen wollen die Heidelberger Ärzte mit objektiver Wissenschaft beikommen. Dazu sei, schreiben sie im *Deutschen Ärzteblatt*, Placebochirurgie »ethisch und klinisch notwendig«.[5]

Falls die Chirurgen um Büchler mit ihrem Anliegen vorankommen, ist mit aufregenden Einsichten zu rechnen. Bisher haben Mediziner und Gesundheitsforscher nur die wenigsten Eingriffe kritisch durchleuchtet. Die dabei gewonnenen Erkenntnisse fügen sich zu einem Atlas der zweifelhaften Operationen.

Der Schein der Chirurgie

Abschied von der Gebärmutter

Im fernen Kalifornien nehmen kaum die Hälfte der Frauen ihre Gebärmutter mit ins Grab, in Deutschland wird sie jeder dritten Frau im Laufe ihres Lebens herausoperiert.[6]

Das einer entstielten Birne ähnelnde Organ hat seit Anbeginn der Heilkunde deren Begehrlichkeiten geweckt. Der griechische Arzt Hippokrates war es, der den Begriff »Hystera« für die Gebärmutter prägte. Die galt als eigenständiger Körperteil, der munter im Leib umherzuwandern vermochte – und verantwortlich war für Krankheiten und bestimmte Seelenzustände der Frau.

Im nächsten Schritt wurde das Krankheitsbild der Hysterie (»an der Gebärmutter leidend«) konstruiert, was Plato bewog, das Frau-Sein als eine Strafe der Götter zu beschreiben. Der Gesundheitswissenschaftler Klaus Müller berichtet: »Ruhig zu stellen war die Gebärmutter nur durch eine Schwangerschaft oder, wie Hippokrates es ausdrückte, durch das Füttern mit männlichem Sperma.«[7]

Diese wunderlichen Vorstellungen über die mal blutende, mal Babys hervorbringende Gebärmutter hielten sich lange. Zum Ende des 19. Jahrhunderts geriet das Organ dann zusehends ins Visier von Operateuren. Sie schnitten an weiblichen Geschlechtsteilen herum, um Nymphomanie und Hysterie zu kurieren. Je weiter operative Techniken voranschritten, desto einschneidender wurden die Eingriffe, und alsbald begann man, die Gebärmutter gleich am Stück auszuräumen.

Die meist von Männern ausgeführten Unterleibsoperationen erfreuen sich bis heute großer Beliebtheit, allein die medizinischen Begründungen für die Entnahme haben sich geändert. Schätzungsweise 120 000 bis 140 000 Gebärmütter werden jedes Jahr in Deutschland entfernt. Doch 80 Prozent dieser Entnahmen, sagt die Frauenärztin Barbara Ehret-Wagener, »sind auch heute noch nicht wirklich notwendig«.[8] Nur in zehn Prozent aller Fälle ist die so genannte Hysterektomie unumgänglich: Die Frauen haben Krebs oder Vorstufen und leiden unter starken Blutungen sowie Senkungen der Gebärmutter.

Vielfach wird die Totaloperation nur deshalb durchgeführt, weil die Betroffene wegen besonders starker Menstruationsblutungen (Menorrhagien) zum Arzt kommt. Aber selbst wegen Rückenschmerzen ist Frauen schon die Gebärmutter herausgenommen worden. Im Juni 2000 verurteilte das Oberlandesgericht Hamm einen Gynäkologen zu einem Schmerzensgeld in Höhe von 20 000 Mark. Er hätte die Ursachen der Kreuzschmerzen abklären müssen, statt seiner Patientin einfach den Uterus zu amputieren. Die Beschau des entnommenen Organs ergab: Es war weder zu groß noch krankhaft verändert.

Zu den häufigsten Begründungen für eine Entnahme gehört das Vorhandensein von Myomen. Diese fast immer gutartigen Muskelgeschwülste in der Gebärmutterwand treten bei 20 bis 30 Prozent der Frauen auf. Oftmals rufen sie keine Beschwerden hervor und bleiben unbemerkt. Das weibliche Hormon Östrogen begünstigt das Wachstum von Myomen. Drosselt der weibliche Körper nun im Klimakterium die Produktion von Östrogenen, kann dadurch das Wachsen der Myome gestoppt, wenn nicht rückgängig gemacht werden. Dieser normale und gute Prozess werde durch die von pharmazeutischen Firmen propagierte Hormonersatztherapie durchbrochen, merkt Klaus Müller an.

»Werden dauerhaft Östrogene zugeführt, wachsen die Myome kontinuierlich weiter, so dass ab einer gewissen Größe und Ausdehnung eine operative Entfernung des Uterus aufgrund von Schmerzen und Beeinträchtigung benachbarter Organe unumgänglich ist.«[9] Auf diese Weise schafft heillose Medizin ihren eigenen Bedarf: Das Umdeuten der Wechseljahre in einen behandlungswürdigen Zustand und die darauf folgende Östrogen-Behandlung erhöht die Nachfrage nach Hysterektomien.

Die Bundesgeschäftsstelle Qualitätssicherung (BQS) in Düsseldorf untersucht, wie gut oder wie schlecht Patienten in deutschen Krankenhäusern bedient werden. Bestürzt stellen die Gutachter fest, dass jährlich knapp 2500 Frauen unter 35 Jahren wegen gutartiger Veränderungen radikal die Gebärmutter herausgeschnitten wurde. Das war medizinisch fast nie gerechtfertigt und hat ihnen die Möglichkeit geraubt, Kinder zu kriegen. Da eine Hysterektomie »ernsthafte Komplikationen zur Folge haben kann und den definitiven Verlust der Fruchtbarkeit bedeutet, sollten zunächst Behandlungsalternativen im Einvernehmen mit der Patientin ausgeschöpft werden«, mahnt der BQS-Report.[10]

Auch Vergleiche mit dem Ausland zeigen, dass viele Hysterektomien nicht aus medizinischen Gründen durchgeführt werden. Ein Gynäkologe in Saudiarabien schneidet kaum mehr als einen Uterus pro Jahr heraus, und der Kollege in Japan hält sich ebenfalls merklich zurück. In Frankreich wird der Eingriff auf 100 000 Frauen jährlich etwa 90-mal durchgeführt, in Deutschland knapp 360-mal und in den USA 430-mal.[11]

Ob eine Frau die Gebärmutter verliert, hängt aber auch von ihrem Bildungsgrad ab. Das soziale Gefälle hat Gianfranco Domenighetti in der Schweiz nachgewiesen, wo alle Versicherten den gleichen Zugriff auf medizinische Leistungen haben. Eine Stichprobe im Kanton Tessin ergab: Der Anteil von Frauen mit verloren gegangener Gebärmutter lag unter Ärztinnen bei 9,96 Prozent, unter Juristen-Ehefrauen bei 8,45 Prozent – und unter der allgemeinen Bevölkerung bei 15,70 Prozent. Überdies wurden Privatpatientinnen überdurchschnittlich häufig operiert. Wer gut versichert und schlecht ausgebildet ist, wird statistisch gesehen am ehesten vom Uterus getrennt: 29,9 Prozent der Frauen aus dieser Gruppe war es bereits widerfahren. Diese Ergebnisse, fürchtet Professor Domenighetti, könnten bedeuten, dass Gynäkologen »Frauen für persönlichen Profit ausbeuten oder eine Art von verstohlener Freude an der Prozedur haben«.

Weibliche Frauenärzte behandeln Patientinnen viel sanfter als männliche Frauenärzte, ergab eine weitere Studie in der Schweiz. Eine Doktorin entfernte in einem Jahr durchschnittlich 18 Gebärmütter, ein Doktor dagegen nahm 34 Organe. Männliche Patienten brauchten indes keine Rache zu fürchten, kalauerte Domenighetti im *British Medical Journal*. Heilfroh sollten sie sein, dass es in der Schweiz keine weiblichen Urologen gebe.[12]

Kinder ohne Mandeln

Es gab Zeiten, da reichte schon das Vorhandensein von Mandeln aus als Indikation zur operativen Entfernung derselben. Vor hundert Jahren wollte man damit nicht nur entzündete Hälse kurieren, sondern sah darin zugleich ein

Der Schein der Chirurgie

Heilmittel gegen Kropf, Diabetes und Epilepsie. Als Klassiker gilt jene Untersuchung, die 1930 an 1000 Schülern in New York stattgefunden hat: Bei 60 Prozent der Schulkinder im Alter von 11 Jahren waren die Mandeln bereits futsch. Die 40 Prozent noch unversehrten Zöglinge wurden dann ebenfalls inspiziert – jedem Zweiten wollten die Ärzte die Mandeln entfernen. Nach einer abermaligen Untersuchung blieben dann von den 1000 nur noch 65 Schüler übrig, die als gesund galten. Zu einer weiteren Untersuchung der Kinder kam es aus Mangel an Fachärzten dann nicht mehr.

Das Herausschälen der Mandeln erlebte in den USA einen fulminanten Aufschwung. In den 70er Jahren wurden alljährlich eine Million Menschen in Vollnarkose versetzt, um ihnen die erdnuss- bis pflaumengroßen Rachenmandeln (Tonsillen) zu entnehmen. 60 Prozent von ihnen waren Kinder unter zehn Jahren und wurden nicht groß gefragt, ob sie überhaupt einverstanden waren. Sie wurden, befand *Die Zeit*, »sozusagen operationsvergewaltigt«.[13]

Heute ist die Mandeloperation immer noch einer der häufigsten Eingriffe in der westlichen Welt. Ihre führende Rolle in der Sparte »Leben ohne Mandeln« haben die US-Amerikaner allerdings an die Deutschen abgegeben. Bundesweit werden jedes Jahr etwa 230 000 Tonsillektomien vorgenommen; bezogen auf die Einwohnerzahl ist das fast dreimal mehr als in den USA oder in England.[14] Bis zum zehnten Geburtstag wird jedes zehnte Kind seiner Gaumenmandeln beraubt. Die Leitlinie zur chronischen Mandelentzündung der deutschen Gesellschaft für Hals-Nasen-Ohren-Heilkunde empfiehlt vielfach, gleich zu operieren. »Halsweh, eine Verbreiterung der Mandel, selbst Mundgeruch reicht als Indikation – da kann man fast allen Kindern irgendwann die Mandeln entfernen«, sagt der Internist Peter Sawicki, Leiter des Instituts für Qualität und Wirtschaftlichkeit im Gesundheitswesen mit Sitz in Köln. »Die Hälfte der Operationen könnte man sich womöglich schenken.«[15]

Wenn allerdings Halsentzündungen ein Kind ständig plagen (ungefähr siebenmal oder häufiger in einem Jahr), plädieren auch kritische Ärzte für die Entnahme der Mandeln. Aber bei den vielen vergleichsweise milden Fällen darf sie getrost als überflüssig angesehen werden. Das bestätigt eine Arbeit, die niederländische Ärzte vorgelegt haben:[16] Es ging um insgesamt 300 Kinder, die bis zu sechsmal im Jahr an Halsentzündungen gelitten hatten. Entweder wurden sie operiert oder abwartend beobachtet. In den ersten sechs Monaten kamen Entzündungen an Hals und Bronchien sowie Fieber bei den operierten Kindern noch etwas seltener vor als in der Vergleichsgruppe. Nach zwei Jahren indes waren keine Unterschiede mehr auszumachen. Und was das Wohlbefinden der Kinder und die Zahl wegen Krankheit versäumter Unterrichtsstunden anging, gab es von Anfang an keinen Unterschied.

Interessanterweise gingen die Eltern unterschiedlich mit Krankheitsepisoden um. Jene Mütter und Väter, deren Kinder nicht operiert worden waren, neigten dazu, jedwede Halsentzündung sofort zu melden. Anders die Eltern operierter Sprösslinge. Weil die Mandeln ja eh schon draußen waren, brachten sie ihre Kinder nicht mehr gleich zum Arzt. Gut möglich, dass wegen der postoperativen Gelassenheit der Nutzen der Mandelentfernung bisher überschätzt wurde.

Der Schein der Chirurgie

Auch physiologische Gründe sprechen gegen ein allzu unbekümmertes Herausschälen. Rachen- wie auch Gaumenmandeln sind Organe des Immunsystems und spielen vor allem in den ersten Lebensjahren eine wichtige Rolle in der Reifung der Abwehrkräfte. Schließlich ist der Eingriff nicht ohne, zumal da in knapp fünf Prozent aller Tonsillektomien Nachblutungen auftreten, die behandelt werden müssen. Im Herbst 2003 entnahmen Ärzte einer Klinik in Wuppertal einem 17 Jahre alten Mädchen die Mandeln – zwei Wochen später starb es an einer Nachblutung. Egal, ob es ein Kunstfehler oder Schicksal war: Der tragische Fall erinnert daran, dass man an einer Mandelentfernung in sehr seltenen Fällen auch sterben kann. Eine leichfertige Indikationsstellung führt also stets zu einer unnötigen Patientengefährdung.

Ärzte scheinen sich solcher Risiken stärker bewusst zu sein als medizinische Laien. Das brachte die Untersuchung im Kanton Tessin ans Licht: Nur 18,3 Prozent der befragten Arztkinder waren ihre Mandeln losgeworden, unter den anderen Kindern lag die Rate bei 33 Prozent. Mehr noch: Der Verlust der Mandeln wurde innerhalb von Familien übertragen. Eltern, die ihre Mandeln noch hatten, achteten auf die Unversehrtheit ihrer Kinder. Der federführende Forscher Gianfranco Domenighetti empfiehlt: »Das Leben in einer Arztfamilie, in der kein Elternteil eine Tonsillektomie hatte, scheint der beste Weg zu sein, diese oftmals rituelle und traumatische chirurgische Prozedur zu vermeiden.«[17]

Schnippeln an der Schlagader

Mehr als eine Million Bundesbürger leben mit einer Halsschlagader, die um mehr als 50 Prozent verengt ist. Sie spüren davon in den meisten Fällen nichts und haben keine Beschwerden. Wenn das Blut durch solch eine Engstelle (Stenose) rauscht, entsteht ein Schwirren, das man mit dem Stethoskop hören kann. Ärzte machen die Diagnose inzwischen als IGeL-Leistung schmackhaft, die der Patient ihm aus eigener Tasche bezahlen soll. Menschen mit solch einer Engstelle haben ein geringfügig erhöhtes Risiko, einen Schlaganfall zu erleiden: rein rechnerisch sind ein bis zwei Prozent von ihnen im Laufe eines Jahres betroffen. Die meisten der Betroffenen sterben allerdings nicht daran, sondern an einem Herzinfarkt, weil meistens auch ihre Kranzgefäße arteriosklerotisch angegriffen sind.

Aus dieser Gemengelage heraus kam vor einem halben Jahrhundert ein Medicus auf die Idee, Menschen mit einer Stenose von mehr als 60 Prozent zu operieren: Gefäßchirurgen legen die Halsschlagader frei und schneiden sie auf. Sie leiten das Blut durch eine künstliche Umleitung um die Engstelle herum, entfernen die verengenden Ablagerungen (Plaques) und nähen die Schlagader wieder zu.

Die 1954 erstmals ausgeführte Intervention gehört heute in den Industriestaaten zu den häufigen Operationen. Als Entschädigung für den schweren Eingriff versprechen Chirurgen den Menschen Schutz vor dem Schlaganfall. Schaut man sich die Geschichte der Karotis-Operation an, erscheint allerdings fraglich, worauf diese Zuversicht gründet. Drei große klinische Studien konnten keinen Vorteil der Methode erbringen.[18]

Zwar ergab die in Nordamerika durchgeführte »Joint Study of Extracranial Arterial Disease« eine niedrigere Schlaganfallrate bei jenen Patienten, welche die Operation ohne Komplikationen überstanden hatten. Misslich war nur, dass das Hantieren in der Schlagader in vielen Fällen dazu führte, dass sich Plaque-Teile lösten und Richtung Gehirn trudelten. Viele Patienten bekamen noch auf dem OP-Tisch einen Schlaganfall, manche verstarben dort. Insgesamt gab es bei elf von hundert Patienten Komplikationen – der Nutzen des Eingriffs war damit zunichte. Die Krankheit, die Ärzte eigentlich vermeiden wollten, wurde vielfach erst durch den Heilversuch ausgelöst.[19]

Dessen ungeachtet war das Schneiden an der Halsschlagader einträglich und wurde ein Renner. In den USA ging es allein im Jahr 1985 mehr als 100 000 beschwerdefreien Menschen an den Hals. In Deutschland wurden Anfang der 90er Jahre etwa 12 000 Eingriffe pro Jahr durchgeführt, und systematisch versuchten Ärzte, einen noch höheren Bedarf zu erschaffen. Jens Allenberg, Gefäßchirurg aus Heidelberg, forderte im Juli 1992 auf einem Symposium zur »Carotisstenose im asymptomatischen Stadium«, es müssten viermal so viel Eingriffe sein, mindestens 45 000.[20] Aus nahe liegenden Gründen war der Deutschen Gesellschaft für Gefäßchirurgie an einer Ausweitung sehr gelegen. Und tatsächlich forderte ihr Präsident, Professor Hans-Martin Becker, ebenfalls in 1992: Jedes Jahr müssten 120 000 seiner Landsleute an der Halsschlagader operiert werden.

Ein Fachartikel, mit dem Ärzte ihre Begehrlichkeiten wissenschaftlich zu untermauern versuchten, wurde 1995 veröffentlicht. In der ACAS-Studie (»Asymptomatic Carotid Atherosclerosis Study«) profitierten Frauen unerklärlicherweise nicht, doch für die Männer konnte man einen Effekt errechnen: Im Vergleich zu konservativ Behandelten hatten die Operierten in einem Beobachtungszeitraum von fünf Jahren ein um fünf Prozentpunkte niedrigeres Risiko, einen Schlaganfall zu erleiden. Eine genauere Betrachung ergibt, dass es mit den Zahlen nicht weit her ist: Die meisten verhinderten Ereignisse waren winzige Schlaganfälle ohne Folgeschäden. Es gehe jedoch darum, Schlaganfälle mit bleibenden Behinderungen zu verhindern, gibt der Siegener Neurologie-Professor Martin Grond zu bedenken: »Das betraf in ACAS nur 2,5 Prozent der Patienten über fünf Jahre und war nicht signifikant.«[21]

Ähnlich das Ergebnis der 2004 veröffentlichten Studie mit dem Kürzel ACST (Asymptomatic Carotid Surgery Trial) an 3170 Patienten. Auf den ersten Blick vermag das Resultat zu beeindrucken: Über einen Zeitraum von fünf Jahren betrug das Schlaganfall-Risiko der Operierten etwa 6 Prozent, das der konservativ Behandelten lag bei knapp 12 Prozent. Für Schlaganfälle mit deutlicher Behinderung liegen die Werte indes nur bei 3,5 Prozent (Operation) zu 6 Prozent (konservative Behandlung) – und das über fünf Jahre. »Dies entspricht einem absoluten Unterschied von 0,5 Prozent« pro Jahr, erklärt Professor Grond. Demnach müsste man jedes Jahr 200 beschwerdefreie Patienten operieren, um einen schweren Schlaganfall im Zeitraum dieses Jahres zu verhindern.

Allerdings sind die Eingriffe nicht ohne Risiko. Von den jährlich schätzungsweise 10 000 Karotis-Operationen an beschwerdefreien Menschen in Deutschland gehen etwa zwei Prozent schief. Der »vorbeugende Eingriff« beschert also jedes Jahr 2000 Bundesbürgern Komplikationen, und manche von ihnen sterben im Spital.

Angesichts der durchwachsenen Bilanz wittern andere Ärzte gegenwärtig Morgenluft. Sie wollen das umstrittene Schneiden an der Halsschlagader durch eine andere Methode ablösen, die analog ist zum Katheterverfahren am Herzen: Durch einen Einstich schieben sie einen biegsamen Schlauch in die Halsschlagader, weiten die Engstelle und setzen eine Stütze aus Draht (Stent) ein. Doch womöglich wird hier ein heilloses Verfahren durch ein anderes ersetzt. Denn ein Nutzen der Kathetermethode, warnt die Deutsche Schlaganfall-Gesellschaft, sei bisher nicht bewiesen.[22]

Geschäftsreise ohne Gallenblase

Menschen sind steinreiche Geschöpfe; fast 25 Prozent von ihnen tragen Gallensteine mit sich herum. Die kalkigen Begleiter bestehen zu einem Großteil aus Cholesterin, das sich unter dem Einfluss der Gallensäfte zusammenballt, kristallisiert und verklumpt. Die meisten Menschen spüren nichts von den Anhängseln. In 80 Prozent verursachen die Steine keine Beschwerden und bleiben stumm.

Wehe aber, einer von ihnen legt sich quer. Dann fließt möglicherweise die Gallenflüssigkeit nicht mehr ab. Die Blase wird dick und dicker – der Mensch spürt jene höllischen Schmerzen, die man als Koliken bezeichnet. Mehr noch, wenn so ein Steinchen bis vor den Ausgang der Bauchspeicheldrüse wandert, dann können sich dort die Verdauungssäfte stauen. Die Bauchspeicheldrüse beginnt, sich selbst zu verdauen.

In solchen Situationen hat sich die Entfernung der Gallenblase mitsamt den Steinen als segensreicher Eingriff bewährt. Der Vorteil des radikalen Einschnitts liegt darin, dass es danach eine Ruhe hat. Schon Karl Langenbuch, der 1882 als erster eine so genannte Cholezystektomie vornahm, sagte: »Das man die Gallenblase extirpieren soll, nicht so sehr um des Willen, weil sie Steine enthält, sondern weil sie Steine bildet.«[23]

Über Jahrzehnte hindurch wurden bundesweit jährlich etwa 80 000 Gallenblasen entfernt. Doch Anfang der 90er Jahre war eine scheinbar besonders schonende Operationsmethode verfügbar: Nunmehr war es möglich, das zum Leben nicht notwendige Organ mit der Schlüssellochchirurgie (auch: laparoskopische Chirurgie) aus dem Leib zu ziehen. Große Narben blieben aus, und die Patienten konnten bereits nach wenigen Tagen die Klinik verlassen.

Die Schlüssellochvariante verbreitete sich dermaßen schnell, dass kritische Ärzte fürchteten, auch Gesunde würden ihrer Gallenblase beraubt. Der Kölner Chirurg Hans Troidl sagte im Herbst 1992 auf einem Kongress in München, er sei nicht davon überzeugt, dass nur Patienten operiert werden, bei denen der Eingriff erforderlich ist.[24] Zwei Jahre später kritisierte der Chirurg Jörg Rüdiger Siewert öffentlich die Ausweitung der Cholezystektomie durchs Schlüsselloch. Auf dem Deutschen Chirurgen-Kongress in München rechnete er den Kollegen vor, dass die Zahl der Eingriffe binnen zwei Jahren um 30 Prozent gewachsen sei. In den USA gab es ebenfalls kein Halten. Zielgruppe waren dort junge, beschwerdefreie und gutversicherte Menschen. Die prophylaktische Gallenblasenentfernung wurde ihnen mit dem Argument schmackhaft gemacht, sie wären dann auf Geschäftsreisen vor Koliken geschützt. Das sei nichts anderes als »Mannequinchirurgie«, wetterte Siewert. Als treibende Kraft sah er zweierlei: Einerseits drückten die Instrumenten-Hersteller das Verfahren gezielt in den Markt; zum anderen würden die Medien die Gallenentfernung durchs Schlüsselloch unbedarft loben.[25]

Die mahnenden Worte konnten nicht verhindern, dass die neue Technik sich die eigene Nachfrage geschaffen hat: Heute werden in Deutschland nicht mehr jährlich 80 000 Gallenblasen entnommen, sondern jedes Jahr 180 000. Ungefähr 90 Prozent mit der laparoskopischen Variante.

Deren Vorzüge, so predigen ihre Anwender, seien vielfältig: weniger Schmerzen nach dem Eingriff, schnellere Genesung und ein besseres kosmetisches Ergebnis. Allein: Als Ärzte in Großbritannien diese angeblichen Vorteile in einer Studie wissenschaftlich belegen wollten, las die Bilanz sich ein wenig anders. Es wurden insgesamt 200 Patienten nach zufälliger Auswahl entweder nach der laparoskopischen Variante operiert oder nach der offenen (die inzwischen ebenfalls mit vergleichsweise kleinen Schnitten auskommt). Sie alle erhielten die gleichen Wundverbände, damit keiner anhand der OP-Narbe feststellen konnte, wer nach welcher Methode behandelt worden war. Die Ergebnisse: Die Operationszeit war für die Laparoskopie (im Durchschnitt 65 Minuten) deutlich länger als für die offene Methode (40 Minuten). Was die Verweildauer im Krankenhaus (im Mittel jeweils drei Tage) und die Rekonvaleszenz (jeweils drei Wochen) anbetraf, konnte gar kein Unterschied festgestellt werden. Dem Siegeszug der Laparoskopie tat das gleichwohl keinen Abbruch, weil Operateure sich um das 1996 veröffentlichte Resultat nicht weiter scherten. Die Chirurgen um Markus Büchler und Christoph Seiler von der Universität Heidelberg resümieren im *Deutschen Ärzteblatt*: »Damit hat ein operatives Verfahren Einzug in die Grundversorgung erhalten, dessen Kosten das System heute belasten, aber dessen wirklicher Nutzen nicht ausreichend belegt worden ist.«[26]

Manöver im Bauch

Von ihrem Schicksal war im ersten Kapitel die Rede: Wenn Menschen mit chronischem Bauchweh zum Arzt gehen, laufen sie Gefahr, dass man ihnen ohne medizinischen Grund eines ihrer Organe nimmt. Es kann aber auch anders kommen. In 35 bis 56 Prozent der Fälle (die Angaben variieren je Studie) machen Ärzte inwendige Verwachsungen im Bauchraum für solche Schmerzen verantwortlich. Diese merkwürdigen »Adhäsionen« können als Spätfolge von Operationen und Entzündungen entstehen.

Seit zehn Jahren hat sich nun eine Intervention etabliert, mit welcher Ärzte dem Übel begegnen wollen: die so genannte Adhäsiolyse. Sie wird laparoskopisch durchgeführt, also durch einen kleinen Zugang in die Bauchhöhle.

Chirurgisch werden die Verwachsungen gelöst, auf dass der Patient von seinen Schmerzen befreit werde. Belege, ob und was das Routineverfahren eigentlich taugt, gab es viele Jahre lang nicht.

Einer, der den Nutzen endlich nachweisen wollte, war der niederländische Chirurg Dingeman Swank. Mit Kollegen zog er genau 100 Menschen, die über chronische Leibschmerzen klagten und zugleich die inkriminierten Adhäsionen aufwiesen, zu einem Vergleich heran. Alle wurden in Vollnarkose versetzt und bei allen wurde eine Bauchspiegelung durchgeführt. In 48 Bäuchen geschah weiter nichts, in den 52 anderen wurde noch eine Adhäsiolyse vollzogen. Weil die Narben auf dem Bauch bei allen gleich aussahen, konnten die Testpersonen nach dem Aufwachen nicht erkennen, wie sie behandelt worden waren – das sollten sie erst in einem Jahr erfahren.

Die Ärzte erkundigten sich alle drei Monate nach dem Befinden der Schützlinge, ehe sie das Geheimnis endlich lüfteten: 27 Prozent der Operierten erging es demnach spürbar besser – doch in der Vergleichsgruppe lag der Prozentsatz ebenfalls bei 27 Prozent. Die Scheinoperation wirkt genauso gut wie die echte Operation.[27]

Womöglich begünstigte die Bauchspiegelung, in deren Ergebnis die Probanden jeweils direkt eingeweiht worden waren, den Placeboeffekt. Denn in allen Fällen hatte sie gezeigt, dass – abgesehen von den ominösen Verwachsungen – nichts Schlimmes, etwa Tumoren, im Leib zu finden war. Sämtliche Bauchspiegelungen gaben also Entwarnung und hatten deshalb wohl einen gesund machenden Effekt. Das Herumschnippeln an den Verwachsungen indes können Ärzte sich schenken.

Kapitel 12
Wissen ist die beste Medizin

Sieben Rezepte für unsere Gesundheit

Ein Angebot unsinniger oder gar gefährlicher Leistungen führt normalerweise irgendwann zu leeren Auftragsbüchern, Kurzarbeit und Firmenpleiten. Eines Tages hat sich herumgesprochen: Der Service ist faul, die Produkte sind schlecht. Im Gesundheitssystem war das bisher anders. Die meisten Menschen konnten kaum abschätzen, welche Prozeduren eigentlich sinnvoll sind und welche sinnlos. Als Konsumenten fehlte ihnen damit die Macht, dem Angebot zweifelhafter Therapien entgegenzusteuern. Das zu ändern, liegt jetzt an uns. In der Medizingeschichte ist die Zeit gekommen für einen kulturellen Umsturz. Die Heilkunde auf den Prüfstand zu stellen, das muss zu einem öffentlichen Anliegen werden.

Wissen ist aus zwei Gründen die beste Medizin:

Einerseits hilft es Ihnen zu erkennen, was Sie selbst für Ihre Gesundheit tun können: Suchen Sie sich einen Arzt, der auch mal keine Pillen verschreibt. Der Sie ermuntert, dass Sie selbst Verantwortung für Ihr Wohlbefinden übernehmen. Es mag simpel klingen, aber ein ums andere Mal finden Forscher bestätigt: Ein gesunder Lebenswandel ist die beste Voraussetzung, gesund zu bleiben. Wer heute mit dem Rauchen aufhört, hat mehr für sein Wohlsein getan, als die Biomedizin ihm je bieten wird. 30 Minuten Bewegung am Tag und eine ausgewogene Ernährung ist die eigentliche Lösung für die größten Krankheiten unserer Zeit. Eine überwältigende Zahl von Studien hat eindeutig erkannt: Tägliche körperliche Aktivität ist verbunden mit »einem verringerten Risiko für Herz-Kreislauf-Erkrankungen, Schlaganfall, Gedächtnisschwund, Depression, Diabetes, Fettleibigkeit und genereller Sterblichkeit«.[1] Auch das Risiko für Tumorleiden wie Brust- und Darmkrebs kann durch Bewegung gesenkt werden. Das gilt in jedem Alter; nie ist es zu spät, die eigene Gesundheit zu mobilisieren. Frauen über 65 Jahre, die körperlich aktiv werden, brechen sich im Vergleich seltener die Knochen. Alte Männer, die jeden Tag zwei Meilen spazieren gehen, leben deutlich länger als Geschlechtsgenossen, die nur eine Meile pro Tag absolvieren. Gute Ärzte weisen auf diese Tatsachen hin, die *Taten* müssen wir schon selber folgen lassen.

Zum anderen macht Wissen Sie zum aufgeklärten Konsumenten, der das ausgeuferte Gesundheitssystem ökonomisch in die richtigen Bahnen lenken kann. Die bisherige Verschwendung im Gesundheitswesen geschah, weil Versicherte sich medizinische Leistungen aufdrängen ließen oder nachfragten, die keinen nennenswerten oder gar keinen Nutzen bringen. Auf diese Weise gingen Milliardensummen verloren.

Bislang waren es ausgerechnet die Patienten, die man für die Verschwendung im Gesundheitssystem verantwortlich gemacht hat. Die Versicherten würden einfach zu oft zum

Arzt gehen, sagten Ökonomen und Politiker, und hätten eine allzu hohe Anspruchshaltung. Sie zahlten stolze Beiträge und forderten als Gegenleistung Tabletten und Therapien, auch wenn es bloß um irgendein Wehwehchen oder um irgendeinen Erdenkummer gehe. Um dem Einhalt zu gebieten, so die weitere Überlegung, müsse man die Patienten stärker an den Kosten beteiligen. Wer aus eigener Tasche zuzahlt, überlege sich zweimal, ob er wirklich zum Doktor muss. Aus dieser Abwägung heraus wurde in Deutschland beispielsweise die Praxisgebühr in Höhe von zehn Euro pro Quartal eingeführt.

Doch in Wahrheit untergräbt die Medizin-Maut das Solidarprinzip und bestraft die wirklich Kranken. Viele Patienten verzichten auf eine notwendige Therapie. Umgekehrt werden Menschen, welche die Praxisgebühr nicht abschreckt, modernen Quacksalbern weiterhin auf den Leim gehen. Selbstbeteiligungen und Zuzahlungen helfen da nicht weiter. Die Menschen brauchen ehrliche und redliche Informationen über die Unsicherheiten der Medizin. Das ist der beste Weg, sie vor zweifelhaften Therapien zu schützen. Nachdem im schweizerischen Kanton Tessin die Bevölkerung über die Rate überflüssiger Gebärmutterentfernungen informiert wurde, fiel die Rate der Operationen um etwa dreißig Prozent.[2]

Vom Heiler zum Händler

Bis heute bestimmt in Ländern wie Deutschland die Ärzteschaft maßgeblich darüber mit, welche medizinischen Prozeduren die Bevölkerung braucht. Nicht nur finanzielle Interessen führen dazu, dass dem Volk dabei auch Überflüssiges verordnet wird. Das Ausprobieren sinnloser Prozeduren hat Eugen Bleuler mit dem kritiklosen und selbstgefälligen Wunschdenken von Ärzten erklärt. In dem 1919 erschienenen Klassiker *Das autistisch-undisziplinierte Denken in der Medizin und seine Überwindung* beschreibt der Zürcher Psychiater, wie Mediziner wider besseres Wissen Heilversuche anstrengen und dies mit den unerfüllbaren Erwartungen ihrer Patienten rechtfertigen: »Das dringende momentane Bedürfnis des Auftraggebers macht es ferner dem Mediziner schwer, zu sagen, hier vermöge seine Wissenschaft nichts, und es sei am besten, wenn man für unmögliche Ziele weder Zeit noch Geld verschwende.«[3]

Auf das »Prinzip Hoffnung« berufen Ärzte sich, wenn sie Löcher in Herzen lasern oder Zuckerlösungen in Hörsturz-Patienten spülen. Nach solcher Denkart lässt sich am Ende *jede* Prozedur rechtfertigen – zumal wenn es den Verschreiber in Lohn und Brot hält. Die Medizin schöpft da aus dem Vollen: Im Laufe einer Arztgeneration sind die Ausgaben für Pillen und Prozeduren in Deutschland um mehr als das Zwanzigfache gestiegen. Seit Jahrzehnten werden den privat wie den gesetzlich Versicherten immer stattlichere Milliardensummen abverlangt, aber kein im Verhältnis stehender Zuwachs an Gesundheit ist feststellbar. Für den weiteren Ausbau des System wird nicht etwa mit dem Argument geworben, die Medizin mache die Menschen gesünder, sondern mit dem Versprechen, es entstünden neue Arbeitsplätze.[4]

Doch wenn kein Gegenwert für die Volksgesundheit herausspringt, wird die Wirtschaftskraft des Staates nur geschwächt. Die Ausgaben für den Medizinkomplex sind an die Lohnnebenkosten gekoppelt, das hat den Faktor Arbeit teuer gemacht.

Von dem Betrieb eine Beschränkung zu erwarten, auf moralische Appelle zu hoffen, wäre weltfremd. Die einzelnen Ärzte tun nur ihre Arbeit. Der Fehler steckt im System, und das geht in Richtung einer noch stärkeren Kommerzialisierung. Eingebürgert hat es sich, dass manche Mediziner wie Lobbyisten agieren. Da trat beispielsweise der Medizinprofessor Hans Jürgen Möller, Vorsitzender eines Vereins namens Hirnliga, vor dem Gesundheitsausschuss des Bundestags für die Verschreibung von Alzheimermitteln ein. Die Hirnliga wird von Alzheimermittel-Herstellern gesponsert. Möller räumte die »begrenzte Effizienz« der umstrittenen Mittel durchaus ein – und warb mit einem entlarvenden Argument für deren Einsatz: Andere Patienten, etwa Krebskranke, würden ja auch Mittel mit vergleichsweise geringer Wirkung kriegen. Schon deshalb dürfe man die Alzheimer-Medizin nicht benachteiligen. Keine pharmakologische Wirksamkeit, sondern das Prinzip der Gleichbehandlung wird bemüht, um zweifelhafte Pillen unters Volk zu bringen.[5]

Ein Rollenwechsel vom Heiler zum Händler lässt sich am Beispiel der IGeL-Medizin nachweisen, dem Geschäft mit Selbstzahlern: Zuerst wecken der Arzt und sein geschultes Praxisteam raffiniert die Nachfrage nach medizinisch verbrämten Unfug. Sodann verkauft der IGeL-Doktor den Schrott – und rechtfertigt die Geschäftemacherei mit dem scheinheiligen Argument, er komme doch bloß den Wünschen seiner Patienten nach. Das Geld, so der Wuppertaler Internist Johannes Köbberling, sei der wichtigste Grund dafür, dass Ärzte ihre Zweifel an unsinnigen

Therapien unterdrücken, anstatt sie öffentlich zu machen. Gerade Medizinprofessoren pflegen enge Kontakte zu pharmazeutischen Firmen und Herstellern, sie streichen unangemessen hohe Honorare ein, lassen sich Reisen bezahlen und ihre wissenschaftliche Arbeit sponsern. »Geldzuwendungen, die direkt oder indirekt zur Unterdrückung von Zweifeln führen, behindern die Wissenschaft«, urteilt Köbberling. »Sie sind daher immer unethisch, auch dann, wenn sie formal keinen Gesetzen widersprechen.«[6] Der Berliner Internist Michael de Ridder formuliert seine Kritik harsch. Im deutschen Gesundheitswesen, wettert er, habe sich »eine Melange aus maßlosem Eigeninteresse, mangelnder Professionalität, falschen Prioritäten und beschämender Unredlichkeit breit gemacht«.[7]

Was wir tun können

Im medizinischen Laienvolk schwindet das Vertrauen in die Ärzteschaft. Rund 85 Prozent der Bundesbürger sprechen sich für einen »Ärzte-TÜV« aus, 75 Prozent von uns wünschen sich ehrliche Informationen über die Qualität von Ärzten und Kliniken.[8] Wir lechzen nach Informationen und Transparenz, jetzt ist die Zeit gekommen, dies von Staat und Politik aktiv einzufordern: einen Verbraucherschutz für Patienten.

Bisher hat die Obrigkeit fast nur überlegt, *wie* wir Beitragszahler die immer steigenden Kosten des medizinisch-industriellen Komplexes zu begleichen haben. Nun wollen wir wissen: Welchen Gegenwert erhalten wir für unsere zwangsweise eingezogenen Krankenkassenbeiträge? Beschränkte man die Wir-machen-alles-Medizin auf ein vernünftiges Maß, wäre das Volk nicht kränker und zugleich reicher: Der Anteil der verzichtbaren Prozeduren könnte sich gut und gerne auf dreißig Prozent der Gesamtkosten belaufen. Hier sieben Rezepte gegen Übertherapie:

1. Von den vielen Hundert Milliarden Euro, die wir jedes Jahr fürs Gesundheitssystem ausgeben, wird nur ein winziger Teil für die so genannte Ergebnisforschung aufgewendet. Als Regel sollte der Staat den tausendsten Teil aller Gesundheitskosten dafür ausgeben, den Nutzen der Medizin von *unabhängigen* Forschern bewerten zu lassen und die Ergebnisse dem Volk in verständlicher Form zugänglich zu machen. Aber auch Ärzte sollten die Bilanz ihres Metiers präsentiert bekommen: im Medizinstudium und in Fortbildungen.

2. Die Anreize im Gesundheitssystem müssen von den Politikern grundlegend verändert werden. Wer wollte Ärzten verübeln, dass sie stets genau diejenigen medizinischen Prozeduren verstärkt durchführen, die vom System gerade besonders gut vergütet werden? Ein Drittel ihrer langen Arbeitstage und mehr verbringen Ärzte mittlerweile mit Papierkrieg. Sie haben Formulare auszufüllen und ständig neue Vorschriften zu berücksichtigen. Die wohl wichtigste Ressource, die ein Arzt einem Patienten bieten kann, wird seltsamerweise so gut wie überhaupt nicht vergütet: Zeit. Der Ruf nach mehr Zeit ist am lautesten von Ärzten selbst zu hören. »Bei 75 Prozent der Patienten reichte eigentlich ein ausführliches, einfühlsames Gespräch, um zur richtigen Diagnose zu kommen«, sagt der in Darmstadt praktizierende Internist Bernd Frederich. »Aber dieses kostet viel Zeit – und die wird nicht extra honoriert.«[9]

3. Eine systematische Qualitätskontrolle findet in der Medizin so gut wie nie statt. Ärzte berufen sich allzu häufig auf ferne Industriedaten, statt zu prüfen, welche Folgen ihr eigenes Handeln konkret hat. Große Rückenzentren etwa operieren zwar tausend Patienten im Jahr, es werden aber überhaupt keine Informationen darüber gesammelt, wie es den Patienten in der Folge eigentlich ergeht. Onkologen wiederum fehlen stichhaltige Anhaltspunkte, was ihre teuren Therapieversuche ihren Patienten wirklich bringen. In Kliniken und großen Praxen sollten unabhängige Versorgungsforscher damit beginnen, Patienten systematisch und über viele Jahre nachzuuntersuchen und zu befragen. Die Ergebnisse und Statistiken sind zu veröffentlichen, damit sich künftige Patienten erstmals ein Bild machen können, wie die Bilanzen tatsächlich aussehen. Die Medizin muss sich an der Wirklichkeit messen lassen.

4. Neue Behandlungsmethoden halten in Deutschland in aller Regel völlig ungeprüft Einzug in den medizinischen Alltag. Einerseits ist es zwar richtig, eine mögliche Therapieverbesserung schnell vielen Menschen zugute kommen zu lassen. Andererseits spricht nichts dagegen, Fortschritt und Vernunft miteinander zu verknüpfen. Der Gesetzgeber und die gesetzlichen wie privaten Krankenkassen sollten unsere Beiträge nur dann für neuartige Heilverfahren ausgeben, wenn diese in klinischen Studien, also unter wissenschaftlicher Kontrolle, durchgeführt werden. Neue Ideen dürfen nicht unterdrückt werden, aber sie dürfen auch nicht ungeprüft bleiben.

5. Chirurgische Verfahren werden fast nie in kontrollierten Studien getestet. Die wenigen Daten, die bisher vorliegen, zeigen, wie nötig es wäre, solche Vergleiche gezielt

durchzuführen: In den meisten Studien schnitten die neuen Verfahren keinesfalls besser ab als die alten. Mehr noch, häufig erging es jenen Patienten am besten, die gar nicht behandelt wurden.[10] Mediziner müssten verpflichtet sein, die Patienten auf die Ergebnisse dieser Studien hinzuweisen. Konkret heißt das: Bevor ein Arzt das rheumatisch verschlissene Kniegelenk arthroskopiert, muss er den Patienten auf jene Placebo-Studie hinweisen, derzufolge eine Scheinoperation genauso wirksam ist wie eine echte Operation.

6. Zu einem Verbraucherschutz für Patienten gehört auch, die Behauptungen der ärztlichen Berufsverbände von außen zu begutachten und zu kommentieren. Der Staat sollte unabhängige Ärzte und Forscher finanziell fördern, damit diese die Leitlinien der jeweiligen medizinischen Fachgesellschaften bewerten und ihre Eindrücke beispielsweise im Internet öffentlich machen. Dadurch könnten Patienten, aber auch Journalisten und Ärzte zweifelhafte Medizin besser als bisher erkennen. Sinnvoll erscheint auch ein Vorschlag, der von einem Professor für Orthopädie stammt: Emeritierte Ärzte organisieren eine Art Patientenberatung, bei der Menschen eine zweite Meinung zu ihrem Fall einholen können.

7. Statt therapeutischer Beliebigkeit brauchen wir eine Heilkunde, die sich an wissenschaftlichen Erkenntnissen orientiert, wie es die Verfechter der so genannten evidenzbasierten Medizin fordern. Natürlich, die individuelle Behandlung lässt sich nicht bis ins Detail definieren. Das spricht aber wahrlich nicht dagegen, Patienten nach vernünftigen Prinzipien zu behandeln. Wann immer ein Arzt Prozeduren an einem Patienten vorschlägt, sollte er schlüssige Beweise vorweisen können, ob die Maßnahme überhaupt einen Nutzen bringt.

An frei denkenden Wissenschaftlern und Ärzten, welche diese Wege einschlagen wollen, fehlt es erfreulicherweise nicht. Im Gegenteil, viele Anfänge sind gemacht: Experten des Universitätsklinikums Freiburg etwa bewerten Arzneimittelstudien und stellen ihre unabhängigen Befunde anderen Ärzten zur Verfügung.[11] Die Mitarbeiter des Studienzentrums der Deutschen Gesellschaft für Chirurgie an der Universitätsklinik Heidelberg sind seit kurzem dabei, den Wert chirurgischer Eingriffe in Studien zu ergründen.[12] Das Deutsche Institut für Medizinische Dokumentation und Information in Köln betreibt Health Technology Assessment, das ist die wissenschaftliche Bewertung medizinischer Verfahren, bevor sie in den Katalog der Kassenleistungen aufgenommen werden.[13] Neurologen des Universitätsklinikums Hamburg-Eppendorf haben – gegen große Widerstände – den ersten unabhängigen Medikamentenratgeber für Patienten mit Multiple Sklerose vorgelegt.[14] Das in Köln ansässige Institut für Qualität und Wirtschaftlichkeit im Gesundheitswesen schließlich ist vor kurzem angetreten, den Nutzen von Arzneimitteln zu bewerten – auf eine Art, die jeder Bürger versteht.[15]

Diese und andere Medizinaufklärer zu unterstützen ist die beste Investition in unsere Gesundheit seit langem. Das Wissen um die Abgründe der Medizin darf nicht länger das Privileg von wenigen sein. Alle Patienten müssen so gut informiert sein wie Ärzte: Wir werden von der Heilkunde profitieren wie keine Generation vor uns.

Anmerkungen

Kapitel 1: Die dunkle Seite der Medizin

1. zitiert nach Der Spiegel Nr. 13/95
2. Schofield, P. et al.: Transmyocardial laser revascularisation in patients with refractory angina: a randomised controlled trial. In: Lancet 353, 1999, S. 519–524
3. laut Eigenwerbung im Internet; www.herz-zentrum.com/leistungen/herzlaser.htm (Zugriff am 16.5.2005)
4. Shekelle, Paul: Are appropriateness criteria ready for the use in clinical practice? In: The New England Journal of Medicine 344, 2001, S. 677–678
5. zitiert nach New York Times vom 11.7.2002
6. Schriewer, Hilko: Arzt zwischen Tradition und Wertewandel. In Deutsches Ärzteblatt 95, Heft 43, 1998, S. A2685–A2688
7. Brown, Walter: Der Placeboeffekt. In: Spektrum der Wissenschaft Nr. 1/2002, S. 30
8. Naylor, CD: Grey zones of clinical practice: some limits of evidence based medicine. In: Lancet 345, 1995, S. 840–842
9. Seiler, Christoph et al.: Plädoyer für mehr evidenzbasierte Chirurgie. In: Deutsches Ärzteblatt Nr. 6/2004, S. A 338–A 334
10. Fiege, Mona: Determinanten ärztlichen Handelns in der Akuttherapie des Hörsturzes. Inaugural-Dissertation zur Erlangung des Grades eines Doktors der Medizin der Universität Witten/Herdecke im Bereich der Medizin 2005
11. http://www.hno.org/leitl.htm
12. Vortrag von Jutta Engel auf der 24. Jahrestagung der Deutschen Gesellschaft für Senologie im September 2004 in Freiburg
13. Rice, Thomas: Stichwort: Gesundheitsökonomie, Bonn 2004, S. 112
14. zitiert nach: Schweizerische Ärztezeitung 84, 2004, S. 322

Anmerkungen

15 Deyo, Richard: Low-back pain. In: Scientific American Nr. 8/1998, S. 29
16 Die Studie hat 89 000 Versicherte einer kalifornischen Krankenkasse untersucht. Vgl. Longstreth, George und Yao, Janis: Irritable Bowel Syndrome and Surgery: A Multivariable Analysis. In: Gastroenterology 126, 2004, S. 1665–1673
17 Talley, Nicholas: Unnecessary Abdominal and Back Surgery in Irritable Bowel Syndrome: Time to Stem the Flood Now? In: Gastroenterology 126, 2004, S. 1899–1903
18 Shojania, Kaveh et al.: Changes in Rates of Autopsy-Detected Diagnostic Errors Over Time. In: Jama 289, 2003, S. 2849–2856
19 Bodenheimer, Thomas: The movement for improved quality in health care. In: The New England Journal of Medicine 340, 1999, S. 488–492
20 http://www.svr-gesundheit.de
21 Chirurgische Allgemeine Heft 3/2005
22 Schiltenwolf, Marcus et al.: Der Facharzt für Orthopädie als (fiktiver) Patient – Akzeptanz und Zumutbarkeit orthopädischer Operationsindikationen aus seiner Sicht. In: Orthopädische Praxis 12, 1994, S. 754–758
23 Domenighetti, Gianfranco et al.: Revisiting the most informed consumer of surgical services – the physician patient. In: International Journal of Technology Assessment in Health Care, 9:4, 1993, S. 505–513
24 Schwartz, Friedrich et al.: Akzeptanz von Standardtherapien bei niedergelassenen Fachärzten – Potentiale für die Qualitätssicherung?! In: Die Krankenversicherung, 48 (3), 1996, S. 75–83
25 persönliche Mitteilung vom 26.10.2004
26 Halter, Hans (Hrsg.): Vorsicht Arzt! Reinbek 1981

Kapitel 2: Torheiten und Trugschlüsse

1 Friedrich Hoffmann (1660–1742), Professor an der Universität Halle, hat »Sieben Regeln zur Erhaltung der Gesundheit« aufgestellt, die bis heute aktuell erscheinen: 1. Man meide alles dasjenige, was zuviel ist, weil solches der Natur jedesmal feind und zuwider [ist]. 2. Man soll nicht allzu geschwind eine Veränderung vornehmen in demjenigen, wozu man sich lange gewöhnet, weil die Gewohnheit mit der Zeit gleichsam die andere Natur wird. 3. Sei allzeit fröhlich und ruhigen Gemütes, weil dieses zu einem langen und gesunden Leben die beste Arznei ist. 4. Dass man jederzeit sich einer reinen und temperierten Luft so viel möglich bediene. 5. Man nehme zu sich die allerbesten Nahrungsmittel, welche diejenigen sind, die unserer Natur gemäss in dem Magen sich leicht auflösen lassen und geschwind wieder durch den Leib passieren. 6. Man soll die Speisen nach der Bewegung und Stärke des Leibes abmessen. 7. Wer seine Gesundheit liebt, der fliehe

Anmerkungen

die Medicos und Arzneien. Vgl: Boschung, Urs: Sei fröhlich und ruhigen Gemütes. In: VSAO-Journal Nr. 4/2005

2 Patterson, Kevin: What doctors don't know (almost everything). In: The New York Times Magazine vom 5.5.2002

3 O'Neil, F.: The Mammoth Book of Oddities. London 1996, S. 379

4 Porter, Roy: Die Kunst des Heilens. Heidelberg 2000, S. 271

5 ebd. S. 235

6 Thomas, Lewis: Die Meduse und die Schnecke. Köln 1985

7 Shaw, George Bernard: Der Arzt am Scheideweg. Berlin 1925

8 Abel, Ulrich und Windeler, Jürgen: Irrtümer in der Bewertung medizinischer Interventionen – Ursachen und Konsequenzen. In: Loseblattwerk Naturheilverfahren, Mai 2002.

9 zitiert nach: Halter, Hans (Hrsg.): Vorsicht Arzt! Reinbek 1981

10 Abel, Ulrich und Windeler, Jürgen: Irrtümer in der Bewertung medizinischer Interventionen – Ursachen und Konsequenzen. In: Loseblattwerk Naturheilverfahren, Mai 2002

11 Scale, Detlef: Das Kreuz mit dem Kreuz. In: Forschung Frankfurt 1/2004, S. 22–27

12 persönliche Mitteilung am 8.2.2005, zitiert nach: GEO Nr. 10/2003

13 Rice, Thomas: Stichwort: Gesundheitsökonomie, Bonn 2004, S. 112

14 Pressemitteilung der Duke University vom 11.9.2004

15 zitiert nach: Psychologie heute, Nr. 5/2000, S. 52

16 Spiegel, David: Placebos in practice. In: British Medical Journal 329, S. 927, 2004

17 ebd. S. 927–928

18 Skrabanek, Petr und McCormick, James: Torheiten und Trugschlüsse in der Medizin, Mainz 1995, S. 11.

19 Deichmann, Ute und Müller-Hill, Benno: The fraud of Abderhalden's enzymes. In: Nature, Nr. 6681/1998, S. 109

20 Pressemitteilung des Bundesinstituts für Arzneimittel und Medizinprodukte vom 20.12.2004

21 Abel, Ulrich und Windeler, Jürgen: Irrtümer in der Bewertung medizinischer Interventionen – Ursachen und Konsequenzen. In: Loseblattwerk Naturheilverfahren, Mai 2002

22 laut FAZ vom 25.11.2001

23 verändert nach: Shaughnessy, Allen und Slawson, David: Easy ways to resist change in medicine. In: British Medical Journal 329, 2004, S. 1473

24 zitiert nach: Abel, Ulrich und Windeler, Jürgen: Irrtümer in der Bewertung medizinischer Interventionen – Ursachen und Konsequenzen. In: Losebattwerk Naturheilverfahren, Mai 2002

25 Hensley, Scott und Abboud, Leila: Medical Research has »Black Hole«. In: Wall Street Journal vom 4. Juni 2004

26 Whittington, Craig et al.: Selective serotonin reuptake inhibitors in childhood depression: systematic review of published versus unpublished data. In: Lancet 363, S. 1341–1345, 2004

Anmerkungen

27 Kleist, Peter: Publikationsbias durch Datenduplikation und Datenselektion. In: Schweizerische Ärztezeitung 85, S. 2506, 2004
28 Wagener, Peter: Verblindung – Manipulationen am Pharmamarkt. Münster 2004
29 Rochon, P. et al.: The evolution of clinical trials: Inclusion and representation. In: Canadian Medical Association Journal 159, S. 1373–1374, 1998

Kapitel 3: Torheiten und Trugschlüsse

1 Cherkin, D. et al.: An international comparison of back surgery rates. In: Spine 19, 2004, S. 1201–1206
2 die Schreiben datieren vom 3. April und 15. Mai 2000. Quelle: Der Spiegel Nr. 44/2000, S. 295
3 Gruber, Jonathan und Owings, Maria: Physician incentives and cesarian section, November 1994, NBER Working Paper No. W4933. http://ssrn.com/abstract=245846
4 Quelle: Krankenhaus-Report 2003 des Wissenschaftlichen Instituts der AOK (WIdO)
5 McKeown, Thomas: Die Bedeutung der Medizin, Frankfurt am Main 1982
6 zitiert nach: Abramson, John: Overdosed America, New York 2004, S. 50
7 de Ridder, Michael: Rote Karte für die Kurpfuscher. In: Geo-Wissen vom 1.10.2002
8 www1.oecd.org/deutschland/Dokumente/healthataglancedeu.pdf. Die Aussagen beziehen sich auf das Jahr 2001. Die Originalzahlen sind in US-Dollar: Pro Einwohner sind es jährlich 2808 US-Dollar, im Durchschnitt der anderen sind es 2161 US-Dollar.
9 Roos, N. et al.: Postsurgical Mortality in Manitoba and New England. In: Jama 263, S. 2453–2458, 1990
10 die Ausgaben pro Versicherten beziehen sich auf das Programm Medicare in 2000. Vgl. Fisher, Elliot: Medical care – is more always better? In: The New England Journal of Medicine 349, S. 1665–1667, 2003
11 zitiert nach: Friedhoff, Stephanie: Hey Doc, was hab ich heute? In: NZZ Folio Nr. 3/2004
12 Fisher, Elliot et al.: The implications of regional variations in Medicare spending. In: Ann Intern Med, 2003, 138, S. 273–287
13 Fisher, Elliott und Welch, Gilbert: Avoiding the Unintended Consequences of Growth in Medical Care. In: Jama 281, 1999, S. 446–453
14 Abel, Ulrich und Windeler, Jürgen: Irrtümer in der Bewertung medizinischer Interventionen – Ursachen und Konsequenzen. In: Loseblattwerk Naturheilverfahren, Mai 2002
15 The Cardiac Arrhythmia Suppression Trial (CAST) Investigators: Preli-

minary report: effect of encainide and flecainide on mortality in a randomized trial of arrhythmia suppression after myocardial infarction. In: New England Journal of Medicine 321, 1989, S. 406–412
16 Guadagnoli, E. et al.: Variation in the use of cardiac procedures after acute myocardial infarction. In: New England Journal of Medicine 333, 1995, S. 573–578
17 zitiert nach: Halter, Hans (Hrsg.): Vorsicht Arzt! Reinbek 1981
18 Welch, Gilbert: Dangers in Early Detection. In: The Washington Post vom 1.7.2004
19 persönliche Mitteilung Prof. Johannes Köbberling, Chefarzt für Innere Medizin, Wuppertal.
20 Assmann, Gerd et al.: Nationale Cholesterin-Initiative. In: Deutsches Ärzteblatt Heft 17 A: Seite 1358–1382, 1990
21 www.dr-dresch.de
22 Berrington de González, Amy und Darby, Sarah: Risk of cancer from diagnostic X-rays: estimates for the UK and 14 other countries. In: Lancet 363, 2004, S. 345–351
23 Herzog, Peter und Rieger, Sabine: Risk of cancer from diagnostic X-rays. In: Lancet 363, 2004, S. 340–341
24 Chirurgische Allgemeine Heft Nr. 3/2004, S. 100
25 zitiert nach: New York Times vom 21.7.2002
26 Fisher, Elliott und Welch, Gilbert: Avoiding the Unintended Consequences of Growth in Medical Care. In: Jama 281, 1999, S. 446–453
27 ebd.
28 Blech, Jörg: Tod durch Krakelei. In: Der Spiegel Nr. 24/2000
29 Fisher, Elliott und Welch, Gilbert: Avoiding the Unintended Consequences of Growth in Medical Care. In: Jama 281, 1999, S. 446–453
30 Fisher, Elliot: Medical care – Is More always better? In: The New England Journal of Medicine 349, S. 1665–1667, 2003
31 ebd.
32 Ashton, Carol et al.: Hospital use and Survival among Veteran affairs beneficiaries. In: The New England Journal of Medicine 349, 2003, S. 1637–1646,
33 Siegel-Itzkovich, Judith: Doctors'strike in Israel may be good for health. In: British Medical Journal 320, 2000, S. 1561

Kapitel 4: Die Arztpraxis wird zum Supermarkt

1 Quelle: Igel plus Nr. 1/2003
2 die Zahlen beziehen sich auf eine Untersuchung unter 3000 Versicherten der gesetzlichen Krankenversicherung, vgl: Zok, Klaus: Private Zusatzangebote in der Praxis. In: Wido-monitor 1, 2004, S. 1–7
3 so Jörg-Dietrich Hoppe in der Frankfurter Rundschau vom 21.2.2005
4 so waren die Zustände im März 2005

Anmerkungen

5 Leserbrief in der *Zeit* vom 8.4.1999
6 Vgl. Die IGeL-Praxis. München 2004
7 Vgl. IGeL-plus Nr. 1/2004
8 der Brief datiert vom 27.1.03
9 Schreiben der Sanorell Pharma vom 20.12.2004
10 Blech, Jörg: Die Krankheitserfinder. Frankfurt 2005
11 Quelle: IGeL-Plus Nr. 1/2003
12 Ärzte Zeitung vom 27.7.2004
13 Die IGeL-Praxis. München 2004
14 www.emea.eu.int/pdfs/human/referral/326303en.pdf
15 Zok, Klaus: Private Zusatzangebote in der Praxis. In: Wido-monitor 1, 2004, S. 1–7
16 Umbach, Silke: Teurer Unsinn vom Arzt. In: stern spezial Gesund leben vom 1.4.2004
17 Vgl. Schumann, Claudia: Zuzahlungen im gynäkologischen Bereich – wem nutzt es? In: Clio 59, Nr. 4/2004, S. 14–16. Die Zeitschrift wird herausgegeben vom Feministischen Frauen Gesundheits Zentrum in Berlin; www.ffgz.de
18 die Einschränkung erfolgte am 6.5.2004; www.bfarm.de
19 vorgetragen auf dem Kongress für Urologie im September 2004 in Wiesbaden
20 Vgl. Heilmethoden oder Hokuspokus In: Medical Tribune vom 16.1.2004
21 Quelle: stern spezial Gesund leben vom 1.4.2004
22 zitiert nach IGeL plus Nr. 1/2003

Kapitel 5: Im Land der Pillenschlucker

1 www.who.int/medicines
2 MMW- Fortschritte der Medizin Nr. 25/2002
3 Wehling, M. und Peiter, A.: Arzneimitteltherapie im Alter aus Sicht des klinischen Pharmakologen. In: Internist 44, 2003, S. 1003–1009
4 Schnurrer, J. U. und Frölich, J. C.: Zur Häufigkeit und Vermeidbarkeit von tödlichen unerwünschten Arzneimittelwirkungen. In: Der Internist 44, 2003, S. 889–895. Die besagte Studie wurde im norwegischen Akershus durchgeführt.
5 Schroeder, Knut und Fahey, Tom: Systematic review of randomised controlled trials of over the counter cough medicines for acute cough in adults. In: British Medical Journal 324, 2002; doi: 10.1136/bmj.324.7333.329
6 Kaiser, Thomas et al.: Sind die Aussagen medizinischer Werbeprospekte korrekt? In: arznei-telegramm Nr. 2/2004, S. 21–23
7 Schwabe, Ullrich und Paffrath, Dieter (Hrsg.): Arzneiverordnungs-Report 2004. Berlin-Heidelberg 2004

Anmerkungen

8 Wagener, Peter: Verblindung – Manipulationen am Pharmamarkt. Münster 2004
9 Blech, Jörg: Pillen zum Vergessen. In: Der Spiegel Nr. 33/2004
10 Kaduszkiewicz, Hanna: Fragliche Evidenz für den Einsatz des Cholinesterasehemmers Donepezil bei Alzheimer-Demenz – eine systematische Übersichtsarbeit. In: Fortschr Neurol Psychiat 72, 2004, S. 557–563
11 persönliche Mitteilung von Professor Jörg Hasford, Institut für Med. Informationsverarbeitung, Biometrie und Epidemiologie (IBE), Universität München
12 AD2000 Collaborative Group: Long-term donepezil treatment in 565 patients with Alzheimer's disease (AD2000): randomised double-blind trial. In: Lancet 363, 2004, S. 2105–2115
13 Blech, Jörg: Pillen zum Vergessen. In: Der Spiegel Nr. 33/2004
14 Kmietowicz, Zosia: NICE proposes to withdraw Alzheimer's drugs from NHS. In: British Medical Journal 330, doi: 10.1136/ bmj. 330.7490.495-a
15 Blech, Jörg: Die Krankheitserfinder. Frankfurt a. M. 2005
16 Cummings, Steven et al.: Effect of Alendronate on Risk of Fracture in Women with Low Bone Density but without Vertebral Fractures: Results from the Fracture Intervention Trial. In: Jama 280, 1998, S. 2077–2082
17 Abramson, John: Overdosed America. New York 2004
18 Bone, Henry et al.: Ten Years' Experience with Alendronate for Osteoporosis in Postmenopausal Women. In: New England Journal of Medicine 350, 2004, S. 1189–1199
19 McClung, Michael et al.: Effect of Residronate on the Risk of Hip Fracture in Elderly Women. In: New England Journal of Medicine 344, 2001; S. 333–340
20 Cummings, Steven et al.: Effect of Alendronate on Risk of Fracture in Women with Low Bone Density but without Vertebral Fractures: Results from the Fracture Intervention Trial. In: Jama 280, 1998, S. 2077–2082
21 Green, C.: Bone mineral density testing: does the evidence support its selective use in well women? In: Vancouver, BC: British Columbia Office of Health Technology Assessment, 1997
22 Gregg, Edward et al.: Physical Activity and Osteoporotic Fracture Risk in Older Women. In: Annals of Internal Medicine 129, 1998, S. 81–88
23 Abramson, John: Overdosed America. New York 2004
24 Blech, Jörg: Phantom im Po. In: Der Spiegel Nr. 51/2004
25 Rohde, H. und Christ, H.: Hämorrhoiden werden zu häufig vermutet und behandelt. In: Deutsche Medizinische Wochenschrift 129, 2004, S. 1965–1969
26 Stelzner, Friedrich: Das Corpuscavernosum recti und seine Hyperplasie – die Hämorrhoiden. In: Deutsches Ärzteblatt 87, Nr. 36/1990
27 Bischoff, Angelika: Proktologische Erkrankungen – Die meisten Ursa-

chen sind sichtbar oder tastbar. In: MMW-Fortschr. Med. Nr. 31–32, 2004, S. 4–8

Kapitel 6: Früh erkannt, aber nicht gebannt

1 Black, William und Welch, Gilbert: Advances in Diagnostic Imaging and Overestimation of Disease Prevalence and the Benefits of Therapy. In: New England Journal of Medicine 328, 1993, S. 1237–1243
2 Folkman, Judah und Kalluri, Raghu: Cancer without disease. In: Nature 427, 2004, S. 787
3 das Zitat und weitere Informationen sind entnommen der sehr lesenswerten Broschüre »Brustkrebs Früherkennung« von Eva Schindele und Ingrid Mühlhauser. Sie steht im Netz unter: www.nationales-netzwerk-frauengesundheit.de
4 www.nationales-netzwerk-frauengesundheit.de
5 Quelle: Mitteilung des Nationalen Netzwerkes Frauen und Gesundheit: Bedrohung Brustkrebs – Allheilmittel Mammografie?
6 Koch, Klaus: PSA-Test und Prostatakarzinom: Ein Beispiel für das Dilemma der Früherkennung. In: Deutsches Ärzteblatt 39, 2003, S. A-2486
7 Holmberg, Lars et al.: A randomized trial Comparing Radical Prostatectomy with Watchful Waiting in Early Prostate Cancer. In: New England Journal of Medicine 347, 2002, S. 781–789
8 Welch, Gilbert: Dangers in Early Detection. In: The Washington Post vom 1.7.2004, A22
9 Pressemitteilung der Stanford University vom 10.9.2004, mit dem Titel: Stanford researcher declares ›PSA era is over‹ in predicting prostate cancer risk
10 Dockser Marcus, Amy: At 32, a Decision: Is Cancer Small Enough to Ignore? In: Wall Street Journal vom 20. Dezember 2004
11 Thompson, Ian et al.: Prevalence of Prostate Cancer among Men with a Prostate-Specific Antigen Level 4.0 ng per Milliliter. In: New England Journal of Medicine 350, 2004, S. 2239–2246
12 www.ebm-netzwerk.de

Kapitel 7: Zweifel um Chemotherapie

1 so auf dem Kongress 55. Kongress der Deutschen Gesellschaft für Gynäkologie und Geburtshilfe im September 2004 in Hamburg
2 Blech, Jörg: Giftkur ohne Nutzen. In: Der Spiegel 41/2004, S. 160
3 Etzioni, Ruth et al.: The case of early detection. In: Nature Reviews/Cancer 3, 2003, S. 1–10
4 Johnson, John et al.: End points and United States Food and Drug

Administration Approval of Oncology Drugs. In: Journal of Clinical Oncology 21, 2003, S. 1404–1411
5 Abramson, John: Overdosed America. New York 2004
6 Abel, Ulrich: Chemotherapie fortgeschrittener Karzinome. Stuttgart 1995
7 POEM: Cancer patients are not able to postpone death for important events. In: British Medical Journal 330, 2005.
8 zitiert nach Spiegel Nr. 26/1987
9 Abel, Ulrich: Chemotherapie fortgeschrittener Karzinome. Stuttgart 1995
10 ebd.
11 www.tk-online.de (Zugriff am 26.4.2005)
12 Quelle: Der Spiegel Nr. 41/2004. Die Angaben beruhen auf Zahlen des IMS Health
13 Garattini, Silvio und Bertelé, Vittorio: Efficacy, safety, and cost of new anticancer drugs. In: British Medical Journal 325, 2002, S. 269–271
14 Andre, Fabrice et al.: Breast Cancer With Synchronous Metastases: Trends in Survival During a 14-Year Period. In: Journal of Clinical Oncology 22, 2004, S. 3302
15 Feinstein, A. et al.: The Will Rogers phenomen. Stage migration and new diagnostic techniques as a source of misleading statistics for survival in cancer. In: New England Journal of Medicine 312, 1985, 1604–1608. Der Begriff beschreibt einen Effekt, bei dem eine Handlung unerwartete Folgen hat, und ist benannt nach dem amerikanischen Komiker Will Rogers. Weil ein Teil der Bevölkerung von Oklahoma nach Kalifornien ausgewandert sei, so hatte Rogers launig angemerkt, sei der durchschnittliche Intelligenzquotient in beiden US-Bundesstaaten gestiegen.
16 Seeber S. et al.: Stellungnahme des Geschäftsführenden Vorsitzenden der Deutschen Gesellschaft für Hämatologie und Onkologie (DGHO) zum »Disease-Management-Programm« Mammakarzinom. In: FoOnkologie 5, 2002, S. 257–259
17 Giordano, Sharon et al.: Is Breast Cancer Survival Improving? In: Cancer 100, 2004, S. 44–52
18 Presseerklärung der Deutschen Gesellschaft für Hämatologie und Onkologie vom 8.10.2004
19 Asco 2004 Breast Cancer Report

Kapitel 8: Mythen der Orthopädie

1 Engelhardt, Rita: Die Moden der Orthopäden. In: Die Zeit Nr. 24/1999
2 Jani, Lutz et al.: Verlauf der idiopathischen Coxa antetorta. In: Orthopäde 8, 1979, S. 5–11
3 persönliche Mitteilung Professor Marcus Schiltenwolf, Stiftung Orthopädische Universitätsklinik Heidelberg

Anmerkungen

4 gehalten am 11.12.1996 in Heidelberg und laut Marcus Schiltenwolf bis heute aktuell
5 persönliche Mitteilung Matthias Perleth vom AOK-Bundesverband.
6 www.dsg-info.de/index.asp (Zugriff am 6.4.05)
7 Engelhardt, Rita: Die Moden der Orthopäden. In: Die Zeit Nr. 24/1999
8 so wurden in 2001 insgesamt 182 912 Gelenkspiegelungen in deutschen Krankenhäusern durchgeführt. Im ambulanten Sektor wurden 222 365 Verfahren abgerechnet, allerdings wird hier nicht nach Art der Gelenke unterschieden. Quelle: Matthias Perleth vom AOK-Bundesverband.
9 zitiert nach New York Times vom 11.7.2002
10 Moseley, Bruce et al.: A controlled trial of arthroscopic surgery for osteoarthritis of the knee. In: New England Journal of Medicine 347, 2002, S. 81–88
11 so das US-amerikanische National Institute on Aging in einer Mitteilung vom 31. Dezember 1996. Vgl. Ettinger, W. et al.: A randomized trial comparing aerobic exercise and resistance exercise with a health education program in older adults with knee osteoarthritis. The Fitness Arthritis and Seniors Trial (FAST). In: JAMA 277, 1997, S. 25–31
12 www.gerac.de
13 zitiert nach Marcus Schiltenwolf

Kapitel 9: Messer im Rücken

1 Vgl. Lühmann, Dagmar et al.: Minimal-invasive Verfahren zur Behandlung des Bandscheibenvorfalls, Lübeck 2005; www.dimdi.de/dynamic/de
2 laut Eigenwerbung im Netz: www.klinik-am-ring.de/neuro_thessys.htm (Zugriff am 19.3.05)
3 undatierte Presse-Information, die am 16.12.04 per Fax verbreitet wurde.
4 Jäckle, Renate: Konservativ ist meistens besser. In: MMW-Fortschr. Med. Nr. 3–4/2002, S. 6–10
5 Dagmar Lühmann et al.: Minimal-invasive Verfahren zur Behandlung des Bandscheibenvorfalls, Lübeck 2005; www.dimdi.de/dynamic/de
6 An, Howard et al.: Emerging techniques for treatment of degenerative lumar disc disease. In: Spine 28, 2003, S. 24–25
7 Pressemitteilung der Medizinischen Universität Lübeck vom 15.7.2001
8 Krämer, Jürgen: Der Spontanverlauf des lumbalen Bandscheibensyndroms. In: Leopoldina 44, 1999, S. 401–410
9 Blech, Jörg: Ein schmerzlicher Vorfall. In: Die Zeit Nr. 30/1999
10 Deyo, Richard: Fads in the treatment of low back pain. In: New England Journal of Medicine 325, 1991, S. 1039–1040
11 Breitenberger, Johannes und Haaker, Rolf: Der lumbale Bandscheibenvorfall. Darmstadt 2003

Anmerkungen

12 Krämer, Jürgen und Theodoridis, Theodoros: Das Kreuz mit dem Rücken. In: Pharm. Ztg. vom 16.1.2003, S. 28–32
13 Talbot, Lina: »Failed back surgery syndrome«. In: British Medical Journal 327, 2003, S. 985–986
14 Clark, Stephanie: How can trials in back surgery be done? In: Lancet 353, 1999, S. 988
15 Quelle: Fairbank, Jeremy et al.: Randomised controlled trial to compare surgical stabilisation of the lumbar spine with an intensive rehabilitation programme for patients with chronic low back pain: the MRC spine stabilisation trial. In: British Medical Journal, doi: 10.1136/bmj.38441.620417.BF, veröffentlicht am 23. Mai 2005
16 Mitteilung von Lamers PR vom 19.2.2002
17 Pressemitteilung vom 25.6.2002
18 Bartens, Werner: Vom Kopf ins Kreuz In: SZ-Wissen Nr. 2/2005
19 Jarvik, Jeffrey: Rapid magnetic resonance imaging vs radiographs for patients with low back pain. In: Jama 289, 2003, S. 2810–2818
20 Lühmann, Dagmar et al.: Minimal-invasive Verfahren zur Behandlung des Bandscheibenvorfalls, Lübeck 2005: www.dimdi.de/dynamic/de
21 Ärztliche Praxis vom 15.1.2002
22 Kendrick, Denise et al.: Radiography of the lumbar spine in primary care patients with low back pain: randomised controlled trial. In: British Medical Journal 322, 2001, S 400–405
23 Krämer, Jürgen: Der Spontanverlauf des lumbalen Bandscheibensyndroms. In: Leopoldina 44, 1999, S. 401–410

Kapitel 10: Technik, die zu Herzen geht

1 zitiert nach: Porter, Roy: Die Kunst des Heilens. Heidelberg 2000
2 Blech, Jörg: Virtueller Flug durchs Herz. In: Der Spiegel Nr. 1/2005
3 ebd.
4 zitiert nach: New York Times vom 17.11.2004
5 Blech, Jörg: Virtueller Flug durchs Herz. In: Der Spiegel Nr. 1/2005
6 einen umfassenden Überblick erlaubt der Herzbericht 2003 von Ernst Bruckenberger (www.herzbericht.de).
7 laut Herzbericht 2003 von Ernst Bruckenberger (www.herzbericht.de)
8 de Ridder, Michael: Author's reply. In: Lancet 360, 2002, S. 1695
9 zitiert nach: Der Spiegel Nr. 27/2001
10 Tendolkar et al.: Coronary artery bypass grafting, an on-off affair. In: IJTVS 92, 2003, S. 92–101 und Heyll, Uwe: Risikofaktor Medizin. Frankfurt am Main 1994
11 Munzinger Archiv, Ausgabe 4 vom 21.1.1957
12 Johnson, Alan: Surgery as a placebo. In: Lancet 344, 1994, S. 1140–1142
13 persönliche Mitteilung Axel Laczkovics, Direktor der Klinik für Herz-

und Thoraxchirurgie der Berufsgenossenschaftlichen Kliniken Bergmannsheil
14 Vgl. The Veterans Administration Coronary Artery Bypass Group: Eleven year survival in the Veterans Administration randomized trial of coronary bypass surgery for stable angina. In: New England Journal of Medicine 311, 1984, S. 1333
15 Quelle: Herz heute Nr. 4/2004, S. 16. Die Komplikationsrate nach fünf Jahren bezieht sich auf Bypass-Gefäße aus Venen, auf die aus technischen Gründen meist nicht verzichtet werden kann. Bypässe, die nur aus Arterien bestehen, sind nach zehn Jahren und später in 85 Prozent noch funktionsfähig.
16 Heyll, Uwe: Risikofaktor Medizin. Frankfurt 1994
17 laut Herzbericht 2003 von Ernst Bruckenberger (www.herzbericht.de)
18 zitiert nach Kölner Express vom 1.8.1997
19 v. Olshausen, Klaus und Pop, Tiberius: Der okulo-stenotische Reflex. In: Hamburger Ärzteblatt Nr. 09/2004, S. 392-
20 de Ridder, Michael: The soft science of German cardiology. In: Lancet 359, 2002, S. 2027–2029
21 Erdmann, Erland: Mangelnde ärztliche Sorgfalt? In: Deutsche Medizinische Wochenschrift 127, 2002, S. 1741
22 Lange, Richard und Hillis, David: Use and Overuse of Angiography and Revascularization for acute coronary syndromes. In: New England Journal of Medicine 338, 1998, S. 1838–1839
23 Boden, William et al.: Outcomes in Patients with Acute Non-Q-Wave Myocardial Infarction Randomly Assigned to an Invasive as Compared with a Conservative Management Strategy. In: New England Journal of Medicine 338, 1998, S. 1785–1792
24 Walther, Claudia et al.: Management of Stable Coronary Disease: Primum Nil Nocere – Response. In: Circulation 110, 2004, e65
25 Hambrecht, Rainer et al.: Percutaneous Coronary Angioplasty Compared With Exercise Training in Patients with Stable Coronary Artery Disease: a randomized trial. In: Circulation 109, 2004, S. 1371–1378
26 Porter, Roy: Die Kunst des Heilens. Heidelberg 2000, S. 586

Kapitel 11: Der Schein der Chirurgie

1 McRae, Cynthia et al.: Effects of Perceived Treatment on Quality of Life and Medical Outcomes in a Double-blind Placebo Surgery Trial. In: Archives of General Psychiatry 61, S. 412–420
2 Neumayer, L. et al.: Open mesh versus laparoscopic mesh repair of inguinal hernia. In: New England Journal of Medicine 350, 2004, S. 1819–1827
3 Gerhardt, Oliver und Böhm, Bartholomäus: Leistenhernien: Todesfall nach laparoskopischer Netzimplantation. In: Chirurgische Allgemeine Nr. 11/12/2004, S. 462

Anmerkungen

4 Wente, Moritz et al.: perspective of Evidence-based Surgery. In: Digestive Surgery 20, 2003, S. 263–269
5 Seiler, Christoph et al.: Plädoyer für mehr evidenzbasierte Chirurgie. In: Deutsches Ärzteblatt Heft 6, 2004, A338–A344
6 Lilford, R: Hysterectomy: will it pay the bills in 2007? In: British Medical Journal 314, 1997, S. 160
7 Vgl. Kolip, Petra (Hrsg.): Weiblichkeit ist keine Krankheit. Weinheim 2000
8 zitiert nach: Gebärmutterentfernung, Broschüre des Feministischen Frauengesundheitszentrums in Berlin, Auflage 2005
9 die lesenswerte Abhandlung zur Entfernung der Gebärmutter von Klaus Müller steht in: Kolip, Petra (Hrsg.): Weiblichkeit ist keine Krankheit. Weinheim 2000
10 BQS- Qualitätsreport 2003, www.bqs-online.de. Der Report beschreibt vermutlich nur die Spitze des Eisbergs. Denn die Angaben zur Qualität wurden von den Operateuren und Behandlern selbst geliefert. Überdies werden die Daten absurderweise nur verschlüsselt erhoben. So haben Patienten und überweisende Ärzte aus dem BQS-Report nicht erfahren, wie gut oder wie schlecht ganz bestimmte Krankenhäuser abgeschnitten haben.
11 die Zahl aus Deutschland bezieht sich auf 1997, die aus Frankreich auf 1991/1992 und die aus den USA auf 1995. Quelle: Kolip, Petra (Hrsg.): Weiblichkeit ist keine Krankheit. Weinheim 2000
12 Domenighetti, Gianfranco und Casabianca, Antoine: Rate of hysterectomy is lower among female doctors and lawyer's wives. In: British Medical Journal 314, 1997, S. 1417
13 Kater, Kolja: Wächter im Körper. In: Die Zeit vom 15.6.1973
14 Fath, Roland: Tonsillektomie: in Deutschland zu häufig? In: Deutsche Medizinische Wochenschrift 129, 2004, S. 2642
15 zitiert nach: Der Spiegel Nr. 51/2004, S. 159
16 van den Staaij, Birgit et al.: Effectiveness of adenotonsillectomy in children with mild symptoms of throat infections or adenotonsillar hypertrophy: open, randomised controlled trial. In: British Medical Journal 329, 2004; doi:10.1136/bmj.38210.827917.7C (veröffentlicht am 10.9.2004)
17 Domenighetti, Gianfranco und Bisig, Brigitte: Tonsillectomy: a family-transmissible surgical procedure. In: Lancet 346, 1995, S. 1376
18 Barnett, Henry et al.: The Dilemma of Surgical Treatment for Patients with Asymptomatic Carotid Disease. In: Annals of Internal Medicine 123, 1955, S. 723–725
19 Krämer, Günter: Karotis-Thrombendarteriektomie. In: Deutsches Ärzteblatt Nr. 47/1992, S. 2245
20 zitiert nach: Heyll, Uwe: Risikofaktor Medizin. Frankfurt 1994
21 Interview mit Martin Grond in MMW-Fortschr. Med. Nr. 41/2004
22 Pressemiteilung der Deutschen Schlaganfall-Gesellschaft vom September 2004

Anmerkungen

23 Ungeheuer, Edgar und Schröder, Dieter: Cholelithiasis: Was tun? In: Deutsches Ärzteblatt vom 14.12.1989
24 Quelle: Frankfurter Allgemeine Zeitung vom 21.10.1992
25 zitiert nach: Behrends, Margot: Mehr Ärzte – mehr Kranke? In: FAZ vom 27.4.1994
26 Seiler, Christoph et al.: Plädoyer für mehr evidenzbasierte Chirurgie. In: Deutsches Ärzteblatt Heft 6, 2004, A338–A344
27 Swank, Dingemann et al: Laparoscopic adhesiolysis in patients with chronic abdominal pain: a blinded randomised controlled multi-centre trial. In: Lancet 361, 2003, S. 1247–1251

Kapitel 12: Wissen ist die beste Medizin

1 Rosenberg, Irwin: Let's get physical. In: Annals of Internal Medicine 129, 1998, S. 133–134; www.acponline.org
2 Domenighetti, Gianfranco et al.: Inanspruchnahme und Angemessenheit chirurgischer Leistungen. In: Bulletin des Bundesamtes für Gesundheitswesen Nr. 18 vom 17.5.1993
3 Bleuler, Eugen: Das autistisch-undisziplinierte Denken in der Medizin und seine Überwindung. Elfter Neudruck der fünften Auflage. Heidelberg 1975
4 Blöß, Timo: Die unterschätzte Branche. In: Deutsches Ärzteblatt Heft 10/2005, S. A644–A649
5 www.bundestag.de (Zugriff am 27.07.2004)
6 Kunz, Regina et at.: (Hrsg.): Lehrbuch Evidenzbasierte Medizin in Klinik und Praxis. Köln 2000
7 de Ridder, Michael: Rote Karte für die Kurpfuscher. In: Geo-Wissen vom 1.10.2002
8 so das 2004 veröffentlichte Ergebnis des »Gesundheitsmonitors«, einer repräsentativen Meinungsumfrage der Bertelsmann-Stiftung unter jährlich 3000 Patienten und 1000 niedergelassenen Ärzten.
9 Frederich, Bernd: Über die verlorene Freiheit der Ärzte. In: Chirurgische Allgemeine. Heft 1/2004, S. 1
10 Watson, Angus und Frizelle, Frank: The end of the one-eyed surgeon? Time for more randomised controlled trials of surgical procedures. In: Journal of the New Zealand Medical Association, Volume 117, 2004. www.nzma.org.nz/journal/117–1203/1096/
11 www.cochrane.de
12 www.med.uni-heidelberg.de/sdgc/de/home.html
13 www.dimdi.de
14 Immuntherapien der Multiplen Sklerose, von Christoph Heesen und anderen. Hamburg 2004.
15 www.iqwig.de

Glossar

Arthroskopie: Spiegelung des Kniegelenks
Arthroskopische OP: Operationsmethode mit Hilfe der Arthroskopie
Ausschabung: Entfernung der oberen Schicht der Gebärmutterschleimhaut
Bauchspiegelung: Laparoskopie*
Biopsie: Entnahme einer Gewebeprobe
Carcinoma in situ: Oberflächenkrebs
Cholezystektomie: chirurgische Entfernung der Gallenblase
Diskektomie: chirurgische Entfernung einer oder mehrerer Bandscheiben
Endoskopie: Ausspiegelung von Körperhöhlen. Oberbegriff für Laparoskopie und Arthroskopie
Hysterektomie: Gebärmutterentfernung
Karzinom: Krebsgeschwulst
Kürettage: Ausschabung*
Laparoskopie: Betrachten innerer Organe mit Hilfe einer kleinen Kamera. Die wird durch ein Rohr über einen kleinen Schnitt in den Bauchraum geschoben. Damit die Sicht besser ist, wird Gas in die Bauchhöhle geleitet
laparoskopische OP: Operationsmethode mit Hilfe der Laparoskopie
minimal-invasive Chirurgie: Sammelbegriff für Operationen, bei denen Endoskope zum Einsatz kommen: laparoskopische oder etwa arthroskopische Eingriffe
Prostatektomie: chirurgische Entfernung der Vorsteherdrüse (Prostata)
Rezidiv: Wiederauftreten einer Erkrankung
Schlüssellochchirurgie: minimal-invasive Chirurgie*
Tonsillektomie: chirurgische Entfernung der Gaumenmandeln

Adressen im Internet

Die Cochrane Collaboration ist ein weltweites Netz von Wissenschaftlern und Ärzten. Ziel ist, systematische Übersichtsarbeiten zur Bewertung von Therapien zu erstellen, aktuell zu halten und zu verbreiten. Das Deutsche Cochrane Zentrum befindet sich an der Universität Freiburg: www.cochrane.de

Das DieM Institut für evidenzbasierte Medizin bewertet die Qualität medizinischer Literatur, übersetzt wissenschaftliche Erkenntnisse in die ärztliche Praxis und bietet Seminare zur Patientenschulung an: www.di-em.de

Das Studienzentrum der Deutschen Gesellschaft für Chirurgie an der Universitätsklinik Heidelberg unterstützt Chirurgen aller Disziplinen bei Fragen zur Planung, Durchführung und Auswertung von klinischen Studien. Das Studienzentrum führt eigene Studien durch und nimmt Ideen für Studien entgegen: www.med.uni-heidelberg.de/sdgc/de/home.html

Das Deutsche Institut für Medizinische Dokumentation und Information in Köln veröffentlicht jedes Jahr etwa 15 Berichte, in denen sie medizinische Verfahren bewertet (Health Technology Assessment, kurz HTA). Fragestellungen für künftige Berichte kann jeder Interessierte vorschlagen, die bisherigen HTA-Berichte stehen im Netz: www.dimdi.de

Das Institut für Wirtschaftlichkeit und Qualität in der Medizin in Köln bewertet medikamentöse und nicht medikamentöse Therapieversuche: www.iqwig.de

Adressen im Internet

Bei dem Feministisches Frauengesundheitszentrum e.V. in Berlin können Broschüren und Informationen zu Themen der Frauenmedizin angefordert werden: www.ffgz.de

Das *arznei-telegramm* informiert unabhängig über Arzneimittel und Therapieversuche: www.arznei-telegramm.de

Mitarbeiter der Fachrichtung Gesundheit der Universität Hamburg kommentieren den Effekt von Medikamenten und Vorsorgeprogrammen: www.gesundheit.uni-hamburg.de

Die Stiftung Gesundheit mit Sitz in Hamburg ist angetreten, Transparenz im Gesundheitswesen zu fördern und praktische Orientierungshilfe zu bieten. Gutachter der Stiftung Gesundheit prüfen beispielsweise Ratgeber daraufhin, ob das jeweilige Werk dem Kenntnisstand und den praktischen Bedürfnissen der Zielgruppe angemessen ist. Voraussetzung für die Zertifizierung ist, dass die Informationen für die Zielgruppe verständlich, transparent und alltagstauglich sind.

Überdies bietet die Stiftung Gesundheit eine kostenlose juristische Erstberatung in Sachen Medizinrecht sowie die Arzt-Auskunft an. Wer einen Arzt, Zahnarzt oder eine Klinik mit einem bestimmten Therapieschwerpunkt sucht, bekommt die nächstliegenden Spezialisten genannt – kostenlos und ohne Werbung. Die Arztauskunft ist erreichbar über die kostenlose Rufummer (0800 – 7 39 00 99, Mo–Fr 9–17 Uhr) sowie über das Internet unter www.arzt-auskunft.de

Fragenkatalog für Operationen

Abertausende von Operationen werden an diesem Tag in Deutschland durchgeführt. Die meisten von ihnen sind keine Notfälle. Vielmehr handelt es sich um so genannte elektive Eingriffe, die man planen kann. Dem Patienten gibt das Zeit, sich selber zu informieren. Holen Sie sich eine zweite ärztliche Meinung ein. Sie sollten sich keine Sorgen machen, der Arzt könne das als Ausdruck von Misstrauen auslegen: Als Maßnahme, die medizinische Versorgung im Lande zu verbessern, wird die zweite Meinung von Krankenkassen und der Ärzteschaft ausdrücklich befürwortet. Für das Gespräch mit dem Arzt sollte man sich offene Punkte auf einer Checkliste notieren. Die Agency for Healthcare Research and Quality mit Sitz im amerikanischen Rockville hat einen Fragenkatalog für Patienten formuliert, der ausdrücklich nicht für Notfallmedizin gilt.*

---

* die Fragen sind verändert nach: Agency for Healthcare Research and Quality, www.ahrq.gov

Fragenkatalog für Operationen

- Warum muss der geplante Eingriff sein?

- Welche Alternativen gibt es zu dem geplanten Eingriff?

- Welche Belege sprechen dafür, dass der mögliche Nutzen des geplanten Eingriffs größer ist als der mögliche Schaden?

- Was ist das Ziel der geplanten Intervention?
  Manche Operationen sollen Schmerzen nehmen, andere das Funktionsvermögen des Körpers verbessern, wieder andere sind prophylaktisch und sollen Krankheiten verhüten.

- Was ist der konkrete Nutzen der Operation? Wenn 1000 Menschen operiert werden, bei wie vielen von ihnen wird der Nutzen der Operation tatsächlich eintreten?

- Was ist das Risiko der Operation? Wenn 1000 Menschen operiert werden, bei wie vielen von ihnen werden Komplikationen eintreten, und wie sehen diese aus?

- Wie lange dauert es, bis der Patient sich von der Operation erholt hat?

- Was passiert, wenn die Operation nicht stattfindet?

- Wie häufig hat der Chirurg die Operation bereits durchgeführt? Bei wie vielen Patienten ist der Eingriff gut verlaufen, bei wie vielen schlecht? Auf welchen Daten basiert diese Bilanz?

Danksagung

Die Anregungen zu diesem Buch stammen von Ärzten und Gesundheitsforschern, denen ich Dank schulde. Prof. Dr. Dr. Ulrich Abel, Dr. Barbara Burkhard, Prof. Dr. Gianfranco Domenighetti, Prof. Dr. Dieter Hölzel, Dr. Dagmar Lühmann, Dr. Michael de Ridder, Prof. Dr. Marcus Schiltenwolf, Dr. Klaus-Peter Thiele und Prof. Dr. Klaus-Dieter Thomann teilten ihre Arbeiten und Ansichten mit mir. Dr. Matthias Perleth vom Bundesverband der AOK wies mich auf wichtige Literaturquellen hin.

Ich danke allen, die mir geholfen haben: Alfred Barthel von der Pressedatenbank Gruner + Jahr versorgte mich mit wichtigen Quellen und wertvollen Artikeln. Matthias Landwehr und seine Kollegen von Eggers & Landwehr haben auch diese Buchidee Projekt professionell vertreten. Nina Bschorr von S. Fischer hat Vertrauen bewiesen. Stefan Aust, Chefredakteur des *SPIEGEL*, hat das Projekt großzügigerweise genehmigt; meine Ressortleiter Johann Grolle und Olaf Stampf haben es stets unterstützt.

Meine Kollegen Manfred Dworschak, Susanne Groneberg, Michael Jürgens und Matthias Schulz sowie der Herzchirurg Prof. Dr. Axel Laczkovics haben Teile des Manuskripts vorab gelesen. Der Internist Prof. Dr. Johannes Köbberling und der Internist Prof. Dr. Peter Sawicki sowie Mitarbeiter des Diem-Instituts für evidenzbasierte Medizin in Köln haben das komplette Manuskript vorab durchgesehen. Sie alle haben mir geholfen, aber meine Schlüsse und Fehler verantworte ich.

Zuerst danke ich meiner Frau und meinen Kindern. Sie haben mir Zuversicht für dieses Buch geschenkt.

Register

Abderhalden, Prof. Emil 41 ff.
Abel, Ulrich 28 f., 35, 45, 130, 132
Abramson, John 102 f., 105
Abwehrfermente 41 ff.
ACAS-Studie 198 f.
Acetylcholinesterase-Hemmer 95, 97 f.
ACST-Studie 199
Adenome 37
Aderlass 31 f.
Adhäsionen 203 f.
Akupunktur 147 f.
Alendronat 101 f., 104 f.
Alkoholsucht 89
Allenberg, Jens 198
Allgemeiner Patienten-Verband 68
Alterung der Gesellschaft 12
Alzheimer 46, 48, 50, 94, 96–99, 209
Anästhesie 188
Analekzeme 107
Angina pectoris 169, 176, 178, 182
Angiogenese 112
Antibiotika 40, 54 f.
Antimonbrechmittel 33
Anti-Arrhythmika 60
Anwälte 26
Apotheken Umschau 88 f.
Apotheker 88 f., 92
Aricept 94 f., 98, 100
Arteriosklerose 170, 179, 184
Arthritis 38
Arthrose 15, 138, 145 ff.
Arthroskopie 16, 144 ff., 213
Arzneimittelkosten 93
Arzneiverordnungsreport 93
Aspirin 49
Augenärzte 80
Augeninnendruckmessung 80
Ausschabungen 26
Ballondilatation (PTCA) 60, 180–185
Balluf, Erni 85 f.
Bandscheiben/Bandscheibenvorfall 20, 25, 37, 61, 148–168
Barr, Joseph 158

Batista, Randas 177 f.
Beck, Claude 176
Becker, Prof. Hans-Martin 198
Beck-Bornholdt, Hans-Peter 95 f.
Bertelé, Vittorio 134
Beruhigungsmittel 40
Betäubungsmittel 17
Billroth, Theodor 25
Biopsien 116, 118, 121 f.
Bioscientia 71
Biphosphonat 103
Birkhäuser, Martin 81
Bleuler, Eugen 7, 208
Blinddarm 20, 26, 34
Bluttransfusion 32
Blutvergiftung 18
Böhm, Michael 182
Böker, Dieter-Karsten 163
Braincheck 78
Broich, Karl 99
Broichmann 75
Brüns, Jan 161
Brustamputation 22
Brustkrebs 18, 22, 36, 81 f., 111, 113–117, 123, 125 f., 128 f., 134 ff., 206
Bruttosozialprodukt 52
Büchler, Markus 189, 202
Bundesärztekammer 72, 74
Bundesinstitut für Arzneimittel und Medizinprodukte (BfArM) 99
Burkhard, Barbara 84
Bypass 65, 178 ff., 183 f.
CAST-Studie 60
Chalmers, Iain 48
Charles II. 33, 41
Chemonukleolyse 164 f.
Chemotherapie 22, 124–136
Chirotherapie 141
Chirurgie 17, 22, 32, 144, 146, 157–168, 176–179, 186–204, 212 ff.
Cholera 53
Cholesterin/Cholesterinspiegel 29, 61 f.
Cholezystektomie 201

Register

Chymopapain 164
Clofibrat 29
Computertomographie 170–174
Contergan 46
Corpus cavernosum recti 107
Crawfurd, Raymond 33
Darmkrebs 37, 58, 125 f., 172, 206
Datenselektion 49
Davita 78
Deichmann, Ute 43
Department of Veterans Affairs 69
Depression 79, 206
Deutsche Gesellschaft für Chirurgie 189
Deutsche Gesellschaft für Hämatologie und Ontologie 135
Deutsche Gesellschaft für Hals-Nasen-Ohren-Heilkunde 18
Deutsche Gesellschaft für Kardiologie 175
Deutsches Institut für Medizinische Dokumentation und Information (Dimdi) 153, 214
Deutsches Netzwerk Evidenzbasierte Medizin 122
Deyo, Richard 20, 154, 162
Dextranlösungen 17
Diabetes 61, 66, 194, 206
Diagnostik 61–64, 110, 162, 211
Dickdarmpolypen 45, 172
Diskektomie 158 ff., 164
Domenighetti, Gianfranco 25 f., 192 f., 196
Donepezil 50, 95, 97, 99
Down-Syndrom 112
Dreckapotheke 32 f.
Dresch, Walter 62
Dubos, René 54
Durchfall 89, 98
Echinacea 91
Ehret-Wagener, Barbara 191
Eigenblut 83 f.
Einwärtsgang 137f
Eisai 94
Elektromyographie 20
Emea (europäische Arzneimittelbehörde) 79, 134
Encainid 60

Endoskopie 165
Engel, Jutta 18
Entzündungen 54
Erbrechen 98
Erdmann, Erland 171, 173, 183
Etzioni, Ruth 128
Exelon 95
Facetten-Syndrom 156
Fahey, Tom 91
Favaloro, Rene 178
FDA (amerikanische Arzneimittelbehörde) 129
Fettleibigkeit 147, 206
Fietkau, Verena 77
Finucane, Thomas 97
Fisher, Elliott 58 f., 63, 65
Flecainid 60
Fleck, Eckart 175
Folkman, Judah 111 f.
Frankreich 19, 192
Frederich, Bernd 211
Freud, Sigmund 30
Frölich, Jürgen 90
Fusionstherapie 161
Galantamin 95, 97, 99
Galenus von Pergamon 31
Gallenblase 20 f.; 26, 34, 200–203
Garattini, Silvio 134
Gebärmutter 20, 26, 28, 190–193, 207
Gebührenordnung für Ärzte (GOÄ) 74
Gefäßleiden 61
Gelbsucht 29
General Electric 171
Gingkoextrakte 17
Glukokortikoide 17
Gold-Standard 27, 44
Graneis, Dr. Rainer 76 f.
Gray, Richard 98
Grenznutzen, abnehmender 54–56, 123
Grenzwerte 101
Grond, Prof. Martin 199
Gross, Rudolf 61
Grünenthal 46
Grüner Star 80
Grumbach, Kevin 65
Gynäkologen 80

237

Register

Hämorrhoiden 26, 106–109
Halsschlagader 197–200
Hasford, Prof. Jörg 97
Hautärzte 80
Heberden, William 169
Henne, Thomas 107f.
Hepatitis 61
Herdtheorie 34
Herzinfarkt 45, 58, 60, 67, 81, 120, 169, 176, 179, 183f., 197
Herzkatheter 22, 60, 174f., 182, 184
Herzkatheter AG 174, 180
Herzmedizin 169–185
Herzog, Peter 64
Herzschwäche 66, 178
Herztod 29, 32, 60
Herz-Rhythmusstörungen 60
Heyll, Uwe 179
Hexenschuss 150f., 168
Hillis, David 184
Hippokrates 108, 190
Hodenkrebs 125
Hölzel, Prof. Dieter 125
Hörsturz 17f., 208
Hoffmann, Friedrich 31
Holmes, Oliver Wendell 35
Hoppe, Jörg-Dietrich 72, 74
Hormonersatztherapie 81f., 191
Huesmann, Gregor 89
Hustensaft 40, 91
Hydroethylstärke 17
Hysterie 190
Impfungen 35, 72
In-situ Carcinom 116
Individuelle Gesundheitsleistungen (IGeL) 71–86, 100, 104, 197, 209
Infusionstherapie 18
Injektion, intramuskuläre 50
Isordil 67
Jäger, Burkard 39
Jäger, Wolfram 128, 133
Kade/Besins 75
Kaiserschnitt 52
Kalluri, Raghu 111f.
Kalzium 89
Kanada 19, 56
Kassenärztliche Bundesvereinigung 73

Kauterisation 33
Kernspintomograph 61, 170
Keuchhusten 53
Kliniken:
  Herzzentrum Kreuzlingen 13, 15
  Klinik am Ring Köln 152
  Klinik Bergmannsheil Bochum 15
  Klinikum Großhadern der Universität München 18, 170
  Mayo Clinic Rochester 21
  Praxisklinik Dr. med. Scheiderhan 152
  Praxisklinik Mönckeberg 73
  Straubinger Südklinik 24
  Universitätsklinik Hamburg-Eppendorf 46, 95
  Universitätsklinik Heidelberg 16f., 24, 214
  Universitätsklinikum Frankfurt 46
  Universitätsklinikum Freiburg 51, 214
  University of Colorado 186
  University of Kansas 177
Knochendichte 100–105
Köck, Prof. Christian 22, 51
Köbberling, Johannes 18, 72, 209f.
Körpersäfte 29, 31
Kohlmann, Thomas 154
Kolluru, Ramachandra 67
Kompetenznetz Demenzen 95
Konsensus-Konferenzen 43
Krämer, Prof. Dr. Jürgen 151, 154ff., 159, 166f.
Krankengymnastik 161
Krankenkassen 23, 107, 113, 133, 165, 172, 210, 212
Krebs 36, 43, 61, 63f., 110–136, 159, 209
Kunstfehler 59, 66, 69
Laczkovics, Axel 15
Lange, Richard 184
Langenbuch, Karl 201
Laparoskopie 188, 201ff.
Leape, Lucian 22, 24
Leistenbruch 26
Lemmen, Wolfgang 172
Leukämie 125, 128
Lichttherapie 78
Lippert, Prof. Herbert 36

Register

Louis, Pierre Charles Alexandre 32
Lühmann, Dagmar 153 f., 163, 165
Lungenentzündung 32
Lungenkrebs 28, 127, 132, 136
Lymphknoten 18 f.
Lymphkrebs 125
Lymphome 128
Maass, Prof. Dierk 13
Magnesium 89
Malaria 32, 35
Mammographie 82, 113–117
Mandeln 25 f., 34, 193–196
Marisken 106
Marquardt, Marcel 74
Masern 53
McCormick, James 40
McKeown, Thomas 53 f.
Medikamentengabe 188
Memantine 97 ff.
Me-too-Präparat 94
Michaelis, Leonor 43
Miller, Jeffrey 58
Mixter, William 158
Möller, Hans Jürgen 209
Morbus Hodgkin 125
Morphium 35
Moseley, Bruce 145 f.
Mühlhauser, Prof. Ingrid 114–117
Müller, Klaus 190 f.
Müller-Hill, Benno 43
Multiple Sklerose 214
Münchner Krebsregister 125, 135
Muskelkrämpfe 89
Muskelschwäche/Muskeltraining 147, 161
Myome 191 f.
Nabumeton 49 f.
Nachfrage, induzierte 52
National Health Service 99
National Institute for Clinical Excellence 99
Nationale Cholesterin Initiative 62
Nebenwirkungen 50, 59, 66, 90, 93, 95 f., 98, 119
Neurochirurgen 20
Neurologen 20
Nissen, Steven 171
Odysseus-Syndrom 21

Östrogene 81, 191 f.
Olshausen, Klaus von 182
Onkologen 212
Orthopädie/Orthopäden 24 f., 80, 137–149, 152, 160, 162
Osteoporose 100–106
Osteotomie 138
O-Beine 140, 149
Parkinsonsche Krankheit 39, 186
Paroxetin 49
Paullini, Christian Franz 33
Paxil 49
Persijn, Paul 87 ff., 92
Pfizer 94
Philips 171
Placeboeffekt 34, 39 f., 79, 141, 146, 177, 187, 204
Plaques 170, 183, 197 f.
Plato 190
Plendil 67
Pocken 35
Polypragmasie 88
Pop, Tiberius 182
Popper, Karl 48
Porter, Roy 185
Porzsolt, Franz 38
Prämenstruelles Syndrom 78
Procarbazin 134
Prolaps *siehe* Bandscheibenvorfall
Prolotherapie 153
Prostata/Prostatakrebs 28, 84, 111, 117–123, 127, 136
Protrusion 157
PSA-Test 85, 118, 120 ff.
Pseudo-Krankheiten 63
Psychopharmaka 40, 49
Quinine 34
Radiologen 162
Reizdarm 20 f.
Reminyl 95, 100
Remission 37, 128, 133
Rheumamittel 49
Rheumatologen 20, 50
Ridder, Michael de 182 f., 210
Rieger, Christina 64
Riegl, Gerhard 72
Risedronat 103
Rivastigmin 95, 97, 99

Register

Röntgen 22, 64, 170 ff.
Rohde, Prof. Henning 106 f., 109
Roos, Leslie 56
Rorer Foundation 100 f.
Rückenschmerzen 20, 22, 147, 151 f., 160, 191
Rückratsverkrümmungen 139
Ruf, Prof. Günther 51 f.
Saisonal affektive Störung 79
Samenleiter 29
Sandoz Pharmaceuticals 101
Sanorell Pharma 75
Sarkome 125
Sawicki, Peter 92, 195
Scharlach 53
Schenkelhals 149
Schilddrüse/Schilddrüsenkrebs 61, 110
Schiltenwolf, Prof. Marcus 16, 139 ff.
Schizophrenie 43
Schlaganfall 45, 81, 120, 141, 197–200, 206
Schnupfen 37
Schopenhauer, Arthur 149
Schroeder, Knut 91
Schumann, Claudia 81 f., 116
Schwartz, Friedrich 26
Schweiz 19, 53, 114, 193
Seeber, Siegfried 135
Seiler, Christoph 203
Selbstheilungskräfte 37 f., 167
Selbstmord 49
Selbstvergiftung 34
Serotonin-Wiederaufnahmehemmer 49
Shaw, George Bernard 34
Shojania, Kaveh 21
Sichelfuss 140 f.
Siemens 171
Siewert, Jörg Rüdiger 201 f.
Skrabanek, Petr 40
Sommer, Hans-Martin 143
Spondylodese 160
Sport 185
Sprunggelenk 142 f.
SmithKlineBeecham 101
Stärkungsmittel 40
Stamey, Thomas 120 f.
Statin 94
Steinach, Prof. Eugen 29
Stent 180 f., 183 ff., 200
Stewart, Lesley 28
Strahlentherapie 28
Studien, klinische 48 ff.
Swank, Dingeman 203
Syphilis 43
Talley, Nicholas 21
Tampering 66
Taxane 124
Temozolomid 134
Tennisellenbogen 149
Testosteron-Gel 84
Thomas, Lewis 34 f., 38
Thomsen, Klaus 132
Tipton, Willam 15
Tomatenvergiftung 40
Toshiba 171
Transmyocardiale Laser-Revascularisation *siehe* TMLR
Troge, Andreas 94
Troidl, Hans 201
TMLR 13 ff., 208
Tuberkulose 53 ff.
Twain, Mark 53
Typhus 53
Universität Münster 153
Urologen 28, 80, 85
USA 19, 40, 52 ff., 56 ff, 69, 145, 192, 198
Vioxx 44 f.
Vitaminpräparate 37
Wagener, Peter 50
Weinstein, James 154
Weisbrod, Burton 38
Welch, Gilbert 59, 63, 65
Weltgesundheitsorganisation (WHO) 29, 52, 87, 101
»Who You See Is What You Get«-Prinzip 20
Wiesener, Dr. Hans-Bernd 71
Will-Rogers-Phänomen 135
Windeler, Jürgen 35, 45
Wittwer, Wolfgang 74
Wölker, Theresia 77
Zimmermann, Thomas 95 f.
Zinksulfat 33
Zytostatika 128 f., 131 ff.